Laktose

Was ist Laktose?

Laktose (Milchzucker) ist ein Disaccharid (Zweifachzucker), das aus den beiden Einfachzuckern Glukose
(Traubenzucker) und Galaktose (Schleimzucker) besteht.

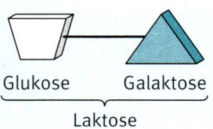

Glukose   Galaktose

Laktose

Der Zweifachzu-
cker Laktose setzt
sich aus den Ein-
fachzuckern Glu-
kose und Galak-
tose zusammen.

Laktose kommt natürlicherweise in der Milch fast aller
Säugetiere vor – auch beim Menschen. Für Säuglinge ist
der Milchzucker ein lebenswichtiger Energielieferant,
doch auch für Erwachsene ist er wichtig, denn er unter-
stützt die Kalziumaufnahme im Darm.
Laktose findet sich aber nicht nur als natürlicher Bestandteil in der Milch. Sie wird aus technologischen Gründen
auch verschiedenen Lebensmitteln als Weichmacher, Bindemittel oder Trägersubstanz, beispielsweise für Gewürze,
Aromen oder Wirkstoffe, zugesetzt.

Laktosegehalt in Milch

Säugetiermilch	Laktose in g je 100 g	Eiweiß in g je 100 g	Fett in g je 100 g
Frauenmilch	4,9 bis 9,5	1,0 bis 1,4	3,5 bis 4,6
Kuhmilch, Rohmilch	4,4 bis 4,8	3,1 bis 3,7	3,6 bis 3,9
Schafmilch	4,3 bis 5,2	5,0 bis 11,6	2,0 bis 13,0
Stutenmilch	6,2	2,1 bis 2,3	1,3 bis 2,0
Ziegenmilch	4,0 bis 4,9	2,9 bis 4,7	3,4 bis 5,1

Aus diesem Grund findet sich Laktose als zugesetzter Milchzucker in einer Vielzahl von Lebensmitteln – darunter auch solche, bei denen man sie vielleicht gar nicht vermutet. Welche häufig verwendeten Lebensmittel Laktose enthalten, erfahren Sie in der Tabelle ab Seite 21.

Diagnose Laktoseintoleranz

Laktoseintoleranz ist die Bezeichnung für Beschwerden, die nach der Aufnahme von Laktose auftreten. In Deutschland sind etwa 15 bis 20 Prozent der Bevölkerung laktoseintolerant. Ursache dafür ist ein Enzym-Mangel: Den Betroffenen fehlt das Enzym Laktase, das benötigt wird, um im Dünndarm Laktose aufzuspalten. Dieser Laktasemangel ist eine der häufigsten Ursachen für Verdauungsbeschwerden; Frauen und Männer sind zu gleichen Teilen betroffen. Ein Laktasemangel führt dazu, dass unverdaute Laktose vom Dünndarm in die unteren Darmabschnitte gelangt. Dort wird sie von Bakterien abgebaut und ruft unangenehme Magen-Darm-Beschwerden hervor.

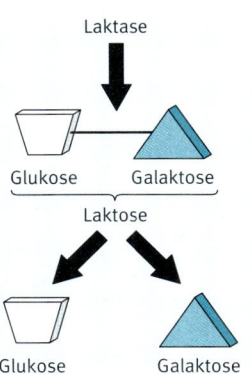

Enzymatische Spaltung der Laktose in die resorbierbaren Einzelzucker.

Die typischen Symptome der Laktoseintoleranz betreffen den Magen-Darm-Trakt. Der Verdacht auf Laktasemangel liegt immer dann nahe, wenn typische Symptome nach Verzehr von Milch oder Milchprodukten auftreten. Milchzucker wird jedoch auch Produkten zugesetzt, die nicht an Milch denken lassen, wie Wurstwaren oder Medikamente (siehe Seite 17). Diese vielfältige Verwendung erschwert häufig das frühe Erkennen der Unverträglichkeit.

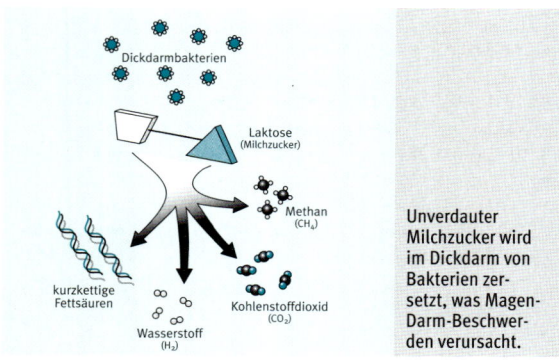

Unverdauter Milchzucker wird im Dickdarm von Bakterien zersetzt, was Magen-Darm-Beschwerden verursacht.

Des Weiteren sind die Symptome der Laktoseintoleranz nicht immer eindeutig und typisch, teilweise treten auch völlig unspezifische Beschwerden auf. In diesen Fällen ist es komplizierter, eine Laktoseunverträglichkeit als Ursache des gestörten Wohlbefindens zu erkennen.

Intoleranz oder Allergie?

Verwechseln Sie Laktoseintoleranz nicht mit einer Milchallergie – beides sind völlig unterschiedliche Geschehnisse. Eine Allergie gegen Kuhmilcheiweiß geht immer mit einer überschießenden Abwehrreaktion des Immunsystems einher. Laktose hingegen wirkt nicht als Allergen und löst auch keine Bildung von Antikörpern aus.

TYPISCHE SYMPTOME

- Bauchgeräusche
- Bauchschmerzen
- Blähbauch
- breiiger Stuhl
- Erbrechen
- Gasansammlungen im Bauchraum (Meteorismus)
- krampfartige Schmerzen
- Luftaufstoßen
- Übelkeit nach dem Essen

Weitere unspezifische Beschwerden
- Abgeschlagenheit
- Anspannungsgefühl
- chronische Müdigkeit
- depressive Verstimmungen
- Erschöpfungszustände
- Gliederschmerzen
- Hautprobleme
- innere Unruhe
- Konzentrationsstörungen
- Kopfschmerzen
- Nervosität
- Mangelerscheinungen
- Niedergeschlagenheit
- Schlafstörungen
- Schwindelgefühl
- subjektives Krankheitsgefühl

In welchem Maße sich eine Laktoseintoleranz äußert, hängt davon ab, ob das Laktose spaltende Enzym (Laktase) vollständig oder lediglich zu einem Teil fehlt. Dementsprechend treten auch die Symptome äußerst individuell und bei unterschiedlich hohen Mengen an aufgenommener Laktose auf.

Die unterschiedlichen Formen des Laktasemangels

Aufgrund der Ursachen der Laktoseunverträglichkeit werden folgende Formen unterschieden:

- der primäre (angeborene) Laktasemangel,
- der sekundäre Laktasemangel,
- der kongenitale Laktasemangel (Alaktasie).

Primärer Laktasemangel

Dem primären Laktasemangel liegt eine genetische Veranlagung zugrunde. Er kommt in Familien deshalb oft gehäuft vor. Primärer Laktasemangel ist durch eine stetig sinkende Laktaseaktivität gekennzeichnet und äußert sich meist erst im Erwachsenenalter durch Unverträglichkeit gegenüber Laktose, kann jedoch auch schon Jugendliche und Kinder betreffen.

Dabei ist die Laktoseintoleranz des Erwachsenen der »Normalzustand«. Nach Schätzungen vertragen mehr als 50 Prozent der Weltbevölkerung keinen Milchzucker.

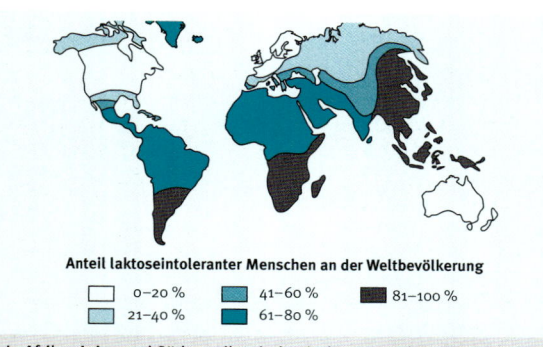

Anteil laktoseintoleranter Menschen an der Weltbevölkerung

☐ 0–20 %	☐ 41–60 %	■ 81–100 %
☐ 21–40 %	☐ 61–80 %	

In Afrika, Asien und Südamerika sind zwischen 60 und 100 Prozent der erwachsenen Bevölkerung von einer durch Laktasemangel bedingten Laktoseintoleranz betroffen.

Wegen der charakteristischen milcharmen Essgewohnheiten in vielen betroffenen Ländern (etwa Afrika und Asien) wird Laktasemangel jedoch häufig nicht zum Problem. In Deutschland dagegen stehen Milch und Sauermilchprodukte wie Joghurt und Co üblicherweise weit oben auf der Lebensmittel-Konsumliste. Hinzu kommt, dass Laktose in verschiedenen Lebensmitteln und Medikamenten als Trägersubstanz für Aromen oder Wirkstoffe eingesetzt wird (siehe Seite 17). Ein Mangel an körpereigener Laktase führt in unseren Breiten deshalb weitaus öfter zu Beschwerden. An dieser Stelle sei kurz erwähnt, dass der Konsum von Milch in China mit dem wachsenden Wohlstand und der stärkeren Präsenz westlicher Lebensmittel seit einigen Jahren steigt. Entsprechend kann mit einem Anstieg von Beschwerden durch Laktoseintoleranz gerechnet werden.

Sekundärer Laktasemangel

Mit sekundärer Laktoseintoleranz wird ein Laktasemangel bezeichnet, der nicht genetisch bedingt, sondern durch andere Erkrankungen hervorgerufen wurde. So schädigen beispielsweise Zöliakie (Gluteninduzierte Enteropathie) und chronisch entzündliche Darmerkrankungen (Morbus Crohn) die Darmschleimhaut und können dadurch einen vorübergehenden Laktasemangel verursachen. Auch nach Magen- und/oder Darmerkrankungen, nach Behandlung mit Antibiotika oder Zytostatika kann ein sekundärer Laktasemangel auftreten. Nachdem sich die Darmschleimhaut wieder regeneriert hat, kann Milchzucker meist wieder vertragen werden.
Sekundärer Laktasemangel kann auch als Folge von Magersucht, Bulimie und Mangelernährung auftreten.

Kongenitaler Laktasemangel

Bei dieser äußerst seltenen Form des Laktasemangels handelt es sich um einen angeborenen Enzymdefekt. Eine sofortige laktosefreie Diät ist zwingend, um Hirnschäden des Säuglings zu verhindern.

Im Zweifelsfall testen lassen

Für einen Laktoseintoleranz-Test müssen Sie nüchtern sein und dürfen daher 12 Stunden vor Testbeginn nicht mehr essen, trinken und rauchen. Folgende indirekte klinische Tests sichern die Diagnose:

Wasserstoff-Atemtest

Dieser Test wird auch als Laktosetoleranztest bezeichnet und ist eine schnelle, weit verbreitete Standardmethode. Sie trinken dabei eine Lösung aus Laktose in Wasser (eine Laktosemenge von 25 Gramm beispielsweise entspricht derjenigen Menge eines halben Liters Milch). Anschließend wird alle 15 Minuten der Wasserstoffgehalt in der Atemluft gemessen. Falls die Laktose nicht durch das Enzym Laktase gespalten wurde, wird sie durch die Darmbakterien unter anderem zu dem Gas Wasserstoff (H_2) umgesetzt und dieses dann vermehrt über die Atemluft abgegeben. Anhand der Wasserstoffkonzentration lässt sich so der Grad der Laktoseintoleranz bestimmen.

Laktose-Belastungstest

Der Laktose-Belastungstest beginnt mit einer Blutentnahme zur Bestimmung des Blutzuckergehalts. Danach trinken

 INFO

Belastung mit Laktose für den Atem- oder Belastungstest auf Laktasemangel
- **Erwachsene:**
  25 g bzw. 50 g Laktose in 200 ml bzw. 400 ml Wasser
- **Kinder ab 2 Jahre:**
  2 g Laktose/kg Körpergewicht als 25-prozentige Lösung,
- **Säuglinge:**
  4 g Laktose/kg Körpergewicht als 25-prozentige Lösung

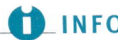 **INFO**

Als direkter Test auf Laktoseintoleranz steht ein Gentest zur Verfügung.

Sie wie beim Atemtest eine Laktose-Lösung. Anschließend wird nach 15, 30, 60, 90 und 120 Minuten erneut der Blutzucker gemessen. Findet keine enzymatische Freisetzung von Glukose aus Milchzucker statt, steigt mangels Aufnahme über die Darmwand der Blutzucker nicht an. Es liegt also eine Intoleranz vor. Bei einem Laktasemangel steigt der Blutzucker nach Laktosebelastung nicht um mehr als 14,4 mg/dl (0,8 mmol/l) gegenüber dem Ausgangswert an.
Kommen innerhalb von acht Stunden nach Testbeginn zusätzlich Symptome des Laktasemangels hinzu, gilt die Laktoseintoleranz als gesichert.

Laktoseintoleranz erfolgreich behandeln

Auch wenn eine Milchzucker-Unverträglichkeit diagnostiziert wurde: Der völlige Verzicht auf Milchprodukte ist keinesfalls erstrebenswert. Schließlich sind sie die besten Quellen für Kalzium und außerdem wichtig für die Versorgung des Organismus mit Magnesium, B-Vitaminen und hochwertigem Eiweiß. Das Ziel der Behandlung einer Laktoseintoleranz ist daher, die individuell verträgliche Laktosemenge zu ermitteln und so eine weitgehende Beschwerdefreiheit zu erreichen.
Je nach Laktoseempfindlichkeit wird eine unterschiedlich große Menge an Laktose pro Tag vertragen. So sind viele Erwachsene beschwerdefrei, wenn die tägliche Menge von zwölf Gramm Laktose nicht überschritten wird und diese gleichmäßig über den Tag verteilt ist.

Richtwerte zur Verträglichkeit

Laktoseempfindlichkeit	Täglich vertragene Laktosemenge
hoch	1 bis 4 g
mittel	5 bis 8 g
gering	9 bis 12 g

Die drei Phasen der Behandlung

Auf dem Weg zu mehr Wohlbefinden sind Konsequenz und Geduld gefragt, denn der Darm braucht ausreichend Zeit, um sich zu erholen. Eine erste Besserung der Beschwerden nach dem Verzicht auf Milchprodukte und das Ausbleiben der Symptome tritt in der Regel jedoch innerhalb weniger Tage ein.

Die Behandlung der Laktoseintoleranz erfolgt in drei Phasen; die erste sollte sich über vier bis sechs Wochen erstrecken. Sie starten dazu mit folgenden Maßnahmen:

- Verzichten Sie konsequent auf Fertigprodukte oder Halbfertigprodukte – es sei denn, diese tragen die Aufschrift »laktosefrei« oder »laktosefrei laut Rezeptur«.
- Trinken und essen Sie ausschließlich laktosefreie Milch und laktosefreie Milchprodukte – bei diesen Produkten liegt die Restmenge an Laktose unter 0,1 Gramm je 100 Gramm Lebensmittel.
- Essen Sie zusätzlich nur Käsesorten, die je 100 Gramm ebenfalls weniger als 0,1 Gramm Laktose enthalten (siehe Tabelle Seite 21 ff.).

Die zweite Behandlungsphase startet erst, wenn Sie frei von allen Beschwerden sind. Nun können Sie beginnen, Ihre individuell verträgliche Laktosemenge herauszufinden.

- Essen Sie anfangs nur Lebensmittel mit geringem Laktosegehalt, wie Schnittkäse, und steigern Sie langsam die Laktosemenge (siehe Tabelle Seite 21 ff.).
- Verteilen Sie laktosehaltige Lebensmittel gleichmäßig über den Tag und vermeiden Sie generell größere Laktosemengen in einer Mahlzeit.

Die dritte Phase startet, sobald Sie sicher sind, welche Tagesration an Laktose Sie gut vertragen.

- Probieren Sie Laktase-Enzympräparate aus, um auch bei Einladungen und im Restaurant Beschwerden zu vermeiden. Starten Sie dabei mit einer Laktasedosis von 3000 bis 9000 Einheiten je fünf Gramm Laktose.
- Merken Sie sich die Portionen laktosehaltiger Lebensmittel, die etwa fünf Gramm Laktose enthalten. Bauen Sie sich mithilfe von Küchen- oder Bechermaßen Eselsbrücken, zum Beispiel liefern ein 150-g-Becher Joghurt oder ein halbes Glas Milch je rund fünf Gramm Laktose.

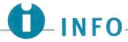 INFO

Laktase ist ein diätetisches Lebensmittel zur besonderen Ernährung bei Laktoseintoleranz und kein Arzneimittel. Der wirksame Bestandteil ist Tilactase, synthetisiert durch den Schimmelpilz Aspergillus oryzae. Weitere Bestandteile sind häufig Titandioxid, Phosphate und Gelatine.

Da die Laktoseempfindlichkeit individuell verschieden ist, unterscheidet sich auch die benötigte Menge an zugesetzter Laktase – und muss deshalb ausgetestet werden. Je nach Präparat empfehlen die Hersteller, mit einer Dosis von 3000 bis 9000 FCC-Einheiten (Food-Chemical-Codex-Einheiten) je fünf Gramm Laktose zu beginnen.

Laktase-Enzympräparate werden unmittelbar vor einer laktosehaltigen Mahlzeit eingenommen. Sie können den Kapselinhalt auch direkt in Speisen oder Getränke einrühren; da die Enzyme hitzeempfindlich sind und ihre Wirksamkeit verlieren, nicht in zu heiße Speisen (über 50 °C).

Laktasepräparate sind in Apotheken, Naturkostläden, Reformhäusern und Supermärkten in unterschiedlichen Enzymkonzentrationen erhältlich. Für den Preisvergleich ist die Berechnung der Kosten je wirksamer FCC-Einheit wichtig. Achten Sie beim Kauf darauf, dass das Präparat keine Zuckeraustauschstoffe enthält, die ihrerseits Unverträglichkeiten oder Blähungen auslösen können.

Laktosehaltige Lebensmittel

Zu den milchzuckerhaltigen Lebensmitteln gehören natürlich alle Milchsorten sowie die daraus hergestellten Milchprodukte wie Joghurt, Dickmilch, Kefir, Sahne, Crème fraîche, Schmand, Quark und einige Käsesorten. Bei der Herstellung von Dickmilch und Joghurt dient Laktose den Milchsäurebakterien als Nährstoff. Sie bauen Laktose teilweise zu Milchsäure ab, die wiederum das enthaltene Eiweiß zum Teil denaturiert. So wird Milch »dick gelegt«.
Bei den natürlichen laktosehaltigen Lebensmitteln ist die Beurteilung recht einfach. Die Tabelle ab Seite 21 informiert Sie detailliert über den Gehalt an Milchzucker pro üblicher Portion. Da es darum geht, die individuelle Verträglichkeitsgrenze zu finden, sind diese Angaben wesentlich alltagstauglicher als die üblichen Mengenangaben je 100 Gramm Lebensmittel. Denn gerade von Milchprodukten werden häufig Portionen in anderen Größen gegessen. So enthält beispielsweise ein Joghurt je nach Bechergröße 125 oder 150 Gramm, eine Portion Crème fraîche dagegen meist nur 30 Gramm.

Verarbeitete Lebensmittel

Komplizierter ist da schon die Beurteilung von Lebensmitteln mit versteckter Laktose, zum Beispiel Joghurt-Kartoffel-Salat. Weil auf der Packung die Zutat Joghurt besonders ausgelobt wird, muss der prozentuale Joghurtgehalt auch in der Zutatenliste genannt werden, etwa in dieser Art: Magermilchjoghurt (8 %); das entspricht einer Menge von 8 Gramm Magermilchjoghurt je 100 Gramm Kartoffelsalat. Ob ein Produkt Laktose enthält, verrät somit oft nur ein gründliches Studium der Zutatenlisten. Allerdings ist eine Prozentangabe nur dann Pflicht, wenn die Zutat besonders angepriesen wird. Und selbst damit ist die Menge an tatsächlich enthaltener Laktose noch lange nicht bekannt. Diese können Sie sich allerdings an-

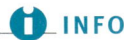 **INFO**

»Laktosefrei laut Rezeptur« bedeutet, dass das Produkt laut Rezeptur weder Laktose noch laktose(milchzucker)-haltige Zutaten enthält.
Es kann jedoch keine 100-prozentige Laktosefreiheit garantiert werden, weil durch die Verarbeitung von laktosehaltigen Rohstoffen im selben Betrieb Spuren von Laktose in das Produkt gelangt sein könnten.

hand einer Laktosetabelle selbst errechnen (siehe ab Seite 21). Um beim obigen Beispiel zu bleiben: Magermilchjoghurt enthält 3,7 Gramm Milchzucker je 100 Gramm oder 0,037 Gramm je Gramm Magermilchjoghurt. Mit einer 200-Gramm-Portion besagten Kartoffelsalats würden Sie 16 Gramm Magermilchjoghurt aufnehmen, also 16-mal 0,037 Gramm; das sind 0,592 Gramm Laktose. Ob dadurch schließlich Symptome einer Unverträglichkeit auftreten, richtet sich nach der individuellen Empfindlichkeit und muss ausprobiert werden.

HIER KANN LAKTOSE DRINSTECKEN

Laktose verbirgt sich hinter einer Vielzahl von Begriffen und Lebensmitteln:

- Butter
- entrahmte Milch
- Laktose/Lactose
- Lactosemonohydrat
- Magermilch/ Magermilchpulver
- Milch
- Milchpulver
- Milchzucker
- Molke/Molkepulver
- Molkenerzeugnisse
- Rahm
- Süßmolke/ Süßmolkenpulver
- Sauermolke/ Sauermolkenpulver
- Sahne/Sahnepulver
- saure Sahne
- süße Sahne
- Schokolade
- Schokoladenzubereitung
- Vollmilch/Vollmilchpulver

Der sicherste Weg, Beschwerden durch versteckten Milchzucker (Laktose) zu vermeiden, ist der generelle Verzicht auf Fertiggerichte und Halbfertiggerichte, die nicht als laktosefrei deklariert sind oder deren Laktosegehalt nicht berechnet werden kann.

Folgende Lebensmittel enthalten Milch oder Milchzucker in größerer Menge und sind somit nicht beziehungsweise nur in kleinen Mengen (leichte Form der Laktoseintoleranz) geeignet.

Lebensmittelgruppe	Lebensmittel
Milch und Milchprodukte	Milch, Käse*, Trockenmilch, Pudding, Mixgetränke, Kakao, Süßspeisen, Kaffeeweißer, Kondensmilch, Sahne, Sauerrahm, Dickmilch, Kefir, Joghurt, Sauermilch, Molke, Quark, körniger Frischkäse, Schmelzkäse, Käsezubereitungen
Brot und Backwaren (Milch, Milchpulver oder Ähnliches können enthalten sein)	Brot- und Kuchenbackmischungen, Milchbrötchen, Waffeln, Kuchen, Kekse, Knäckebrot, Kräcker
Fertiggerichte und Halbfertiggerichte	Pizza, Tiefkühlfertiggerichte, Konserven, Tiefkühlzubereitungen (z. B. Fleisch- oder Gemüsezubereitungen)
Süßwaren	Eiscreme, Schokolade, Sahne- und Karamellbonbons, süße Riegel, Nugat, Nuss-Nugat-Creme, Pralinen
Fleisch- und Wurstwaren	Würstchen (z. B. Brühwürste), Leberwurst, fettreduzierte Wurstwaren, Wurstkonserven, Schinken
Instant-Erzeugnisse	Instant-Suppen, -Saucen und -Cremes, Kartoffelpüree- und Knödelpulver, Bratlingmischungen
Fertigsaucen	Gourmet-, Grill- und Salatsaucen, Mayonnaise
weitere Produkte	Müslimischungen, Margarineprodukte, Streichcremes

* vergleiche Tabelle Seite 22 ff.
Quelle: Kasper, Ernährungsmedizin und Diätetik

Auch die folgenden Lebensmittel, bei denen man keine Laktose oder Milchbestandteile vermutet, können diese in kleinen Mengen enthalten:

- Aromen
- Backwaren
- Bindemittel
- Brotaufstriche
- Fertiggerichte
- Fischkonserven
- Gemüsekonserven
- Gewürzmischungen
- Instanterzeugnisse
- Kartoffelerzeugnisse (Püree-, Knödelpulver)
- Kleietabletten
- Margarine
- Mayonnaise
- Müslimischungen
- Pesto
- Salatdressing
- Schinken
- Süßstofftabletten
- Verdickungsmittel
- Weichlakritzwaren
- Wurstwaren

Laktose- und milchfreie Lebensmittel sind:

- Fruchtsäfte, Mineralwasser, Tee, Kaffee
- Obst und Gemüse (als Frischware)
- Nüsse
- Hülsenfrüchte
- Kartoffeln, Nudeln, Reis
- Getreide, -flocken
- laktosefreie Milch und Milchprodukte
- Fleisch, Fisch
- Hühnerei
- Honig, Konfitüre
- Fruchtgummi ohne Joghurt
- Kräuter

Mehr Durchblick?

Mit der neuen Kennzeichnungsverordnung ist die Beurteilung von Lebensmitteln um einiges leichter geworden; alle Bestandteile zusammengesetzter Zutaten müssen deklariert werden. Allerdings sind von dieser Kennzeichnungsregelung alle zusammengesetzten Zutaten ausgenommen, für die kein Zutatenverzeichnis vorgeschrieben ist (zum Beispiel Käse und Joghurt). Für Kräuter- und Gewürzmischungen sowie Zutaten, die im EU-Gemeinschaftsrecht geregelt sind, gilt eine zweiprozentige Regelung. Sie besagt, dass weniger als zwei Prozent Laktose in einem Produkt nicht deklariert werden müssen.

Laktosefreie Milchprodukte

Aufgrund der steigenden Nachfrage produzieren verschiedene milchverarbeitende Gesellschaften seit vielen Jahren laktosefreie Milch und Milchprodukte. Diese fristen längst kein Exotendasein im Reformhaus mehr, sondern halten verstärkt in gut sortierten Supermärkten Einzug. Auch dies kann als ein Indiz dafür gedeutet werden, dass die Zahl betroffener Verbraucher, die mehr und mehr nach laktosefreien Produkten fragen, stetig wächst.

Laktosefreie Milch und Milchprodukte können Sie an den Bezeichnungen »MinusL«, »LAC« oder dem Aufdruck »laktosefrei« oder »lactosefrei« identifizieren.

VERTRÄGLICHE ALTERNATIVEN

Folgende Produkte sind auch in einer laktosefreien Variante erhältlich:

- Milch
- Naturjoghurt
- Frischkäse
- Quark
- Camembert
- Schnittkäse
- Mozzarella
- Schmelzkäse
- Butter
- Sahne
- Schmand
- Kondensmilch
- Fruchtjoghurt
- Milchmixgetränke
- Pudding
- Speiseeis

In laktosefreier Milch und Milchprodukten wird die Laktose bereits bei der Verarbeitung enzymatisch in ihre beiden Bestandteile Glukose und Galaktose gespalten (siehe Seite 4). Weil daher eine Laktosespaltung im Dünndarm nicht mehr nötig ist, bereitet der Laktasemangel keine Beschwerden mehr; die laktosefreien Produkte sind also auch für Menschen mit einer entsprechenden Intoleranz gut verträglich und können zudem genauso zum Backen und Kochen verwendet werden wie herkömmliche Ware.

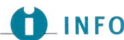 **INFO**

Milch und Milchprodukte dürfen nur dann als laktosefrei deklariert werden, wenn sie je 100 g maximal 0,1 g Restlaktose enthalten.

Nährstoffmangel vermeiden

Milch und Milchprodukte sind wichtige Quellen für die lebensnotwendigen Nährstoffe:

- Kalzium: Der Mineralstoff ist wichtig für den Knochenstoffwechsel und die Reizübertragung zwischen Nerven und Muskeln.
- Magnesium: Ist unter anderem beim Aufbau von Muskeln und Sehnen, der neuromuskulären Reizübertragung und bei der Muskelkontraktion von Bedeutung.
- Vitamin B_2: für Prozesse der Energiegewinnung.
- Vitamin B_{12}: Wirkt als Co-Enzym und wird von jeder Körperzelle benötigt.

Deshalb ist es wichtig, trotz einer bestehenden Laktoseintoleranz täglich ausreichende Mengen an Milchprodukten zu verzehren. Um Ihren Bedarf zu decken, sollten Sie konsequent zu laktosefreien oder – je nach persönlicher Verträglichkeit – laktosearmen Milchprodukten greifen. Sie enthalten alle wichtigen Nährstoffe der Milch.

Milchersatzprodukte

Neben den laktosefreien Milchprodukten können Sie auch Milchersatzprodukte verwenden; diese ähneln den üblichen Milchprodukten in ihrer Konsistenz und in ihren Verwendungsmöglichkeiten. Allerdings stellen die Ersatzprodukte nur bedingt eine Alternative zu Milch und Milchprodukten dar. Viele von ihnen sind zwar mit Kalzium, teilweise auch mit Vitamin B_2 angereichert; die Eiweiße jedoch sind im Vergleich zum Milcheiweiß von geringerer Qualität.

Diese Lebensmittel können Sie als Ersatz für Milch und Milchprodukte verwenden:

- Haferdrink
- Kokosmilch
- Mandeldrink
- Reisdrink
- Reis-Soja-Drink
- Sojadrink, natur
- Sojafruchtdrink
- Sojajoghurt
- Sojafruchtjoghurt
- Sojadessertprodukte
- Sojasahne
- Tofu (Sojakäse)
- Tridrink (Reis-Soja-Hafer und Kalzium)
- Vegane Schlagsahne (auf Sojabasis)

Tipps für den Alltag

Grundsätzlich gilt, dass Sie auch mit einer Laktoseintoleranz nach den zehn Regeln der Deutschen Gesellschaft für Ernährung essen sollten (siehe Seite 62 ff.). Berücksichtigen Sie bei einem Laktasemangel jedoch zusätzlich folgende Ernährungsempfehlungen:

- Um versteckten Milchzucker zu meiden, sollten Sie nur in absoluten Ausnahmefällen zu Fertigprodukten und Halbfertigprodukten greifen, und das auch nur dann, wenn Sie die Zutatenliste sehr aufmerksam gelesen haben (siehe Seite 14 f.).
- Verzehren Sie täglich laktosefreie Milch und Milchprodukte oder wählen Sie solche Produkte, die natürlicherweise laktosearm sind (siehe Tabelle Seite 21 ff.). Achten Sie dabei unbedingt auch auf Ihre individuelle Laktoseverträglichkeitsgrenze.

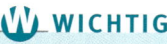 **WICHTIG**

Wenn Sie ausschließlich Milchersatzprodukte verwenden, müssen Sie auf andere Weise für eine ausreichende Zufuhr an hochwertigem Eiweiß sorgen. Essen Sie regelmäßig Fisch, Geflügel und Fleisch oder kombinieren Sie Hülsenfrüchte und Getreide.

Laktosegehalt ausgewählter Lebensmittel

Lebensmittel (verzehrbarer Anteil)	Portion	Laktose je Portion
	g	g

Milch

Büffelmilch	200	9,80
Kuhmilch, Rohmilch	200	9,08
▪ 3,5 % Fett	200	bis zu 9,6
▪ 3,5 % Fett, laktosefrei*	200	‹ 0,20
▪ fettarm 1,5–1,8 % Fett	200	bis zu 9,7
▪ fettarm, 1,5 % Fett, laktosefrei*	200	‹ 0,20
▪ Magermilch	200	9,60
Schafmilch	200	9,10
Stutenmilch	200	12,40
Ziegenmilch	200	8,40

Milchprodukte

Buttermilch	200	8,02
Kakaogetränk	200	9,20
Milchmixgetränke	200	bis zu 13,80
▪ laktosefrei*	200	‹ 0,20
Molkemixgetränke	200	bis zu 10,40
Schokomilch, 1,5% Fett, laktosefrei*	200	‹ 0,20
Süßmolke	200	9,40
Wiener Eiskaffee, laktosefrei*	200	‹ 0,20

Diverse Milchprodukte

Buttermilchpulver	20	8,83

* = laktosefrei/Restlaktosegehalt beträgt weniger als 0,1 g je 100 g Lebensmittel
‹ = weniger als
+ = in Spuren

Lebensmittel (verzehrbarer Anteil)	Portion g	Laktose je Portion g
Magermilchpulver	20	10,10
Molkenpulver	15	10,23
Trockenmilchpulver (Vollmilchpulver)	25	8,78

Sahne

Kaffeesahne, laktosefrei*	20	‹ 0,02
Kondensmagermilch, gezuckert	20	2,56
Kondensmilch, 7,5 % Fett	20	1,84
▪ 10 % Fett	20	2,51
▪ gezuckert	20	2,04
Sahne, 10 % Fett	20	0,81
▪ 30 % Fett	20	0,65
▪ 30 % Fett, laktosefrei*	20	‹ 0,02
Saure Sahne, Sauerrahm	20	0,69
Schmand, laktosefrei*	20	‹0,02

Sauermilchprodukte

Fruchtjoghurt, fettarm	125	3,89
▪ mager	125	3,73
▪ vollfett	125	3,85
▪ 3,8 % Fett im Milchanteil, laktosefrei*	125	‹ 0,125
Joghurt, 3,5 % Fett	125	3,99
▪ 3,5 % Fett, laktosefrei*	125	‹ 0,125
▪ fettarm 1,5–1,8 % Fett	125	4,10
▪ 0,1 % Fett	125	4,55
Kefir, 3,5 % Fett	125	4,50

Käse, Frischkäse und Quark

Appenzeller, 20 % Fett i. Tr.	30	+
▪ 50 % Fett i. Tr.	30	+
Backcamembert	30	+

Lebensmittel (verzehrbarer Anteil)	Portion	Laktose je Portion
	g	g
Bavaria blue	30	+
Bel Paese	30	+
Bergkäse, 45 % Fett i. Tr.	30	+
Bleu d'Auvergne, 50 % Fett i. Tr.	30	+
Bleu de Bresse, 50 % Fett i. Tr.	30	+
Briekäse, 50 % Fett i. Tr.	30	0,03
Butterkäse, 30 % Fett i. Tr.	30	+
▪ 60 % Fett i. Tr.	30	+
Camembert, 30 % Fett i. Tr.	30	+
▪ 40 % Fett i. Tr.	30	+
▪ 45 % Fett i. Tr.	30	0,03
▪ 45 % Fett i. Tr., laktosefrei*	30	‹ 0,03
▪ 50 % Fett i. Tr.	30	0,03
▪ 60 % Fett i. Tr.	30	+
Cambozola, 70 % Fett i. Tr.	30	+
Chester (Cheddar), 50 % Fett i. Tr.	30	0,09
Doppelrahmfrischkäse, 60–85 % Fett i. Tr.	30	0,77
▪ laktosefrei*	30	‹ 0,03
Edamer, 30 % Fett i. Tr.	30	+
▪ 40 % Fett i. Tr.	30	+
▪ 45 % Fett i. Tr.	30	+
Edelpilzkäse, 60 % Fett i. Tr.	30	+
Emmentaler, 45 % Fett i. Tr.	30	0,14
▪ laktosefrei*	30	‹ 0,03
Favorel, Danbo, 45 % Fett i. Tr.	30	+
Fetakäse, 45 % Fett i. Tr.	30	0,16
Frischkäse, 50 % Fett i. Tr.	30	1,02
Gorgonzola	30	+

* = laktosefrei/Restlaktosegehalt beträgt weniger als 0,1 g je 100 g Lebensmittel
‹ = weniger als
+ = in Spuren

Lebensmittel (verzehrbarer Anteil)	Portion g	Laktose je Portion g
Gouda, 45 % Fett i. Tr.	30	+
Gruyère (Greyezer), 45 % Fett i. Tr.	30	+
Harzer Käse	30	+
Jarlsberg, 45 % Fett i. Tr.	30	+
Kochkäse, 10 % Fett i. Tr.	30	1,14
▪ 40 % Fett i. Tr.	30	1,02
Körniger Frischkäse	30	0,99
Limburger, 20 % Fett i. Tr.	30	+
▪ 40 % Fett i. Tr.	30	+
Lindenberger, 45 % Fett i. Tr.	30	+
▪ light, 30 % Fett i. Tr.	30	+
Magerquark	30	0,96
▪ laktosefrei*	30	< 0,03
Maaslander, 50 % Fett i. Tr.	30	+
Mascarpone	30	1,08
Morbier, 40 % Fett i. Tr.	30	+
Mozzarella	30	+
Münster, 45 % Fett i. Tr.	30	+
▪ 50 % Fett i. Tr.	30	+
Parmesan	30	0,02
Provolone	30	+
Pyrenäenkäse, 50 % Fett i. Tr.	30	+
Raclettekäse, 48 % Fett i. Tr.	30	+
Reibekäse, 50 % Fett i. Tr.	30	+
Ricotta	30	0,10
Robiola	30	0,57
Roquefort	30	+
Romadur, 30 % Fett i. Tr.	30	+
▪ 20 % Fett i. Tr.	30	+
Schafskäse	30	+
Schichtkäse, 10 % Fett i. Tr.	30	1,14

Lebensmittel (verzehrbarer Anteil)	Portion g	Laktose je Portion g
▪ 50 % Fett i. Tr.	30	0,87
Schmelzkäse, schnittfest, 70 % Fett i. Tr.	30	1,08
▪ Halbfettstufe, schnittfest	30	1,83
Schmelzkäse, streichfähig, 70 % Fett i. Tr.	30	1,32
▪ Rahmstufe, streichfähig	30	2,03
Schmelzkäsescheiben, 45 % Fett i. Tr.	30	1,89
▪ fettreduziert	30	bis zu 2,10
▪ laktosefrei*	30	‹ 0,03
Schmelzkäse mit Pilzen oder Schinken	30	1,89
Speisequark, 20 % Fett i. Tr.	30	0,81
▪ 40 % Fett i. Tr.	30	0,78
Tête de Moine	30	+
Tilsiter, 30 % Fett i. Tr.	30	+
▪ 45 % Fett i. Tr.	30	+
Ziegenkäse, Schnittkäse, 48 % Fett i. Tr.	30	+
▪ Weichkäse, 45 % Fett i. Tr.	30	+

Süßes und Desserts

Eiscreme, laktosefrei, 1 Kugel	50	‹ 0,05
Fruchteiscreme, 1 Kugel	50	bis zu 3,45
▪ laktosefrei, 1 Kugel	50	‹ 0,05
Grießbrei	150	bis zu 9,45
Milchschokolade, 1 Riegel	20	1,90
Nuss-Nugat-Creme, 1 Esslöffel	10	bis zu 0,20
Pudding aus Vollmilch	150	6,50
▪ aus laktosefreier Milch	150	‹ 0,15
Schokopudding mit Sahne, laktosefrei	150	‹ 0,15
Sahneeis, 1 Kugel	50	0,95

* = laktosefrei/Restlaktosegehalt beträgt weniger als 0,1 g je 100 g Lebensmittel
‹ = weniger als
+ = in Spuren

Fruktose

Was ist Fruktose?

Fruktose (Fruchtzucker, lat. fructus = Frucht) oder Laevulose ist ein Monosaccharid (Einfachzucker). Sie kommt in
freier Form wie auch als Bestandteil von Saccharose (Zucker) natürlicherweise nur in Früchten, Gemüsen, Getreide,
Zuckerrüben, Zuckerrohr und Honig vor. Fruktose ist auch
Bestandteil des Glukose-Fruktose-Sirups, der aus Stärke
hergestellt wird. Traubenfruchtsüße (Dicksaft aus Trauben), beworben mit »Süße aus Früchten« enthält ebenfalls
Fruktose. Und da ihre Verstoffwechselung unabhängig von
Insulin erfolgt, wird Fruktose auch als Zuckeraustauschstoff in Diätprodukten für Diabetiker verwendet.

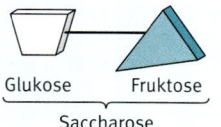

Glukose   Fruktose

Saccharose

Das Disaccharid
Saccharose (Haushalts-
zucker oder einfach:
Zucker) besteht zu glei-
chen Teilen aus Glukose
und Fruktose.

Diagnose Fruktosemalabsorption

Als Fruktosemalabsorption (FM), intestinale Fruktoseintoleranz oder einfach nur als Fruchtzuckerunverträglichkeit werden all diejenigen Beschwerden bezeichnet, die
nach der Aufnahme von Fruktose auftreten. Die Ursache
ist die Fehlfunktion eines bestimmten Transportsystems
(GLUT-5), das im Dünndarm für die Aufnahme von
Fruktose zuständig ist. Der Defekt des GLUT-5-Transpor-
ters führt dazu, dass unverdaute Fruktose vom Dünndarm
in die unteren Darmabschnitte gelangt. Sie wird dort von

Bakterien zu Wasserstoff, Kohlendioxid und kurzkettigen Fettsäuren abgebaut. Aufgrund osmotischer Wirkung (Flüssigkeitseintritt) kommt es zu Wasseransammlungen im Darm: Durchfälle sind die Folge.

Der Schweregrad der Fruktosemalabsorption hängt vom Grad der Fehlfunktion des GLUT-5-Transporters ab. Ob und wie stark Symptome auftreten, ist deshalb von Mensch zu Mensch unterschiedlich. Zusätzlich beeinflussen weitere Faktoren die Funktion von GLUT-5:

- Sorbit (ein Zuckeralkohol der Glukose) hemmt den GLUT-5-Transporter und verschlechtert dadurch die Fruktoseaufnahme zusätzlich. Sorbit ist in einigen Früchten enthalten (siehe Seite 36) und wird von der Lebensmittelindustrie als Zuckeraustauschstoff (E 420) in zuckerfreien und -reduzierten Lebensmitteln sowie in speziellen Diätprodukten für Diabetiker eingesetzt.
- Schwer verdauliche Gemüse wie Lauch und Kohl können die Beschwerden verstärken.

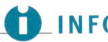 **INFO**

Typische Symptome der Fruktosemalabsorption sind beispielsweise:

- Bauchschmerzen
- Blähungen
- Bauchkrämpfe
- auf Distanz hörbare Darmgeräusche
- plötzlich einsetzender Stuhldrang
- weicher Stuhl
- Durchfall – teils mit Schleim, aber nie mit Blutauflagerungen
- zwischenzeitlich Episoden mit Verstopfung

Außerdem können unspezifische Symptome auftreten, wie:

- Anspannung
- Antriebsschwäche
- chronische Müdigkeit
- Erschöpfung
- innere Unruhe
- Konzentrationsstörungen
- Nervosität
- Neigung zur depressiven Verstimmungen
- Niedergeschlagenheit und häufige Stimmungsschwankungen
- Reizbarkeit

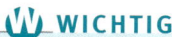 **WICHTIG**

> Da die Symptome der Fruktosemalabsorption denen des Reizdarm-Syndroms ähneln, wird häufig die falsche Diagnose Colon irritabile gestellt. Die wahre Ursache des gereizten Darms wird dann meist erst spät gefunden.

- Glukose (Traubenzucker) dagegen wirkt wie ein wahrer Fruktoseschleuser und verbessert so die Aufnahme (siehe Seite 33). Aus diesem Grund wird Haushaltszucker (Saccharose) meist vertragen, denn er besteht jeweils zur Hälfte aus Fruktose und Glukose.

Psychisch-emotionale Beschwerden

Eine Erklärung für die Entwicklung depressiver Stimmungsschwankungen bei Fruktosemalabsorption: Infolge der Unverträglichkeit entsteht ein Serotoninmangel. Im Körper bildet sich ein Fruktose-Tryptophan-Komplex aus nicht aufgenommener Fruktose und dem Eiweißbaustein Tryptophan. Dieses kann aus dem Komplex vom Darm nicht aufgenommen werden und steht deshalb nicht in ausreichenden Mengen zur Verfügung, um das Hormon Serotonin (körpereigener Botenstoff, »Glückshormon«) zu bilden.

Die unterschiedlichen Formen der Fruktosemalabsorption

Grundsätzlich werden zwei Formen der Fruktosemalabsorption unterschieden:
- Primäre Fruktosemalabsorption ist genetisch bedingt.
- Sekundäre Fruktosemalabsorption ist die Folge von Schädigungen der Dünndarmschleimhaut beispielsweise durch Erkrankungen wie Zöliakie (Gluteninduzierte Enteropathie) und chronisch entzündliche Darmerkrankungen (Morbus Crohn) bedingt. Diese Krank-

heiten lösen eine vorübergehende Fruktosemalabsorption aus. Auch nach Magen- und/oder Darminfekten, nach Behandlung mit Antibiotika oder Zytostatika kann eine sekundäre Fruktoseunverträglichkeit auftreten. Hat sich die Dünndarmschleimhaut wieder regeneriert, wird Fruktose meist wieder vertragen.

Die sekundäre Fruktosemalabsorption kann zudem vorübergehend (passager) als Folge eines übermäßigen Konsums des Zucker-Austauschstoffs Sorbit auftreten.

Im Zweifelsfall testen lassen

Die Diagnose Fruktosemalabsorption erfolgt üblicherweise mithilfe einer Analyse der Ausatemluft auf Wasserstoff (H_2-Atemtest), eventuell auch auf Methan. Der Test erfolgt nüchtern und nach einer oralen Belastung mit 25 Gramm Fruktose, die in 400 Milliliter Wasser gelöst wird. Die Messungen erfolgen in 30-Minuten-Abständen über mindestens 120 Minuten.

Die Diagnose Fruktosemalabsorption gilt als sicher, wenn der gemessene Ausgangswert um mehr als 20 ppm ansteigt (ppm = parts per million = mg pro Kilogramm). Besteht nach einem unauffälligen Ergebnis weiterhin der Verdacht auf Fruktosemalabsorption, kann der Test mit 50 Gramm Fruktose wiederholt werden.

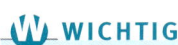 **WICHTIG**

Fruktosemalabsorption darf nicht mit der sehr seltenen Hereditären Fruktoseintoleranz (HFI) verwechselt werden. Hierbei handelt es sich um einen Enzymdefekt im Fruktosestoffwechsel, der zur Anreicherung giftiger Abbauprodukte führt. Die Symptome der Hereditären Fruktoseintoleranz (Übelkeit, Erbrechen, Durchfall) treten schon beim ersten Kontakt im Säuglingsalter auf. Dieser Enzymdefekt erfordert eine strikte fruktosefreie Diät, um schwerwiegende Organschäden zu vermeiden.

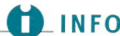 **INFO**

Der Fruktosebelastungstest lässt sich auch über die Bestimmung des Anstiegs der Blutglukose durchführen. Ein Anstieg von weniger als 25 mg je 100 ml Kapillarblut zeigt eine Fruktosemalabsorption an.

Bei manchen Menschen werden unter Fruktosebelastung auch die Methan produzierenden Bakterien stimuliert (zum Beispiel Methanobrevibacter). Dieser Effekt kann so ausgeprägt sein, dass der gebildete Wasserstoff gänzlich verbraucht wird und daher in der Ausatemluft nicht mehr nachweisbar ist (Non-H_2-Producer). Die Sicherheit des Tests kann auf fast 100 Prozent gesteigert werden, wenn gleichzeitig das Methan in der Ausatemluft bestimmt wird.

Fruktosemalabsorption erfolgreich behandeln

Auch wenn das Testergebnis positiv war: Es ist in den seltensten Fällen nötig, bei der Ernährung völlig auf Fruktose zu verzichten. Ein totaler Verzicht auf Fruktose ist nur bei der seltenen Hereditären Fruktoseintoleranz zwingend (siehe Kasten Seite 29).

Lebensmittel, die Fruktose enthalten, sind gesundheitsfördernd und sollen weiterhin gegessen werden – es kommt dabei aber auf die Menge an. Das oberste Behandlungsziel bei Fruktosemalabsorption ist es daher, die persönlich verträgliche Fruktosemenge zu finden und dadurch eine weitgehende Beschwerdefreiheit zu erreichen.

Ähnlich der Laktoseintoleranz (siehe Seite 4 ff.) sind dabei je nach Empfindlichkeit von Mensch zu Mensch sehr unterschiedliche Fruktosemengen pro Tag gut bekömmlich. So sind viele Erwachsene beschwerdefrei, wenn sie je Mahlzeit nicht mehr als zehn Gramm Fruktose aufnehmen.

Gemüse ist daher für die meisten Betroffenen selbst in Portionen von 200 Gramm gut verträglich. Mit einigen Sorten erreichen Sie die 10-Gramm-Grenze nicht einmal dann, wenn Sie ein Pfund davon essen (beispielsweise Spargel). Ganz anders ist es bei Obst, das je nach Sorte reichlich Fruktose enthält. Für die Tabellen in diesem GU-Kompass ist der Fruktosegehalt pro üblicher Portion angegeben. Bei Obst sind das 150 Gramm. Mit 150 Gramm Birne beispielsweise ist die Grenze der Fruktoseverträglichkeit bereits überschritten. Allerdings entspricht diese Menge nur einer kleinen Frucht, bei vielen Sorten sogar nur einer halben. Besonders am Anfang der Behandlung ist es daher hilfreich, die fruktosehaltigen Lebensmittel abzuwiegen, um Fehler beim Einschätzen der Menge zu vermeiden.

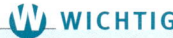 **WICHTIG**

Auf dem Weg zum Wohlbefinden brauchen Sie wie bei anderen Unverträglichkeiten vor allem Konsequenz und Geduld, denn es dauert, bis der Darm sich erholt. Eine erste Besserung der Beschwerden und das Ausbleiben der Symptome (siehe Seite 27) sollte allerdings innerhalb weniger Tage eintreten.

Die Behandlungsphasen

Die Behandlung der Fruktosemalabsorption wird in drei Phasen untergliedert: Karenzphase, Testphase und Dauertherapie. Ein dauerhafter Verzicht auf Fruktose bewirkt verschiedentlich eine größere Empfindlichkeit und ist deshalb nicht empfehlenswert.

Karenzphase

Die erste Behandlungsphase erstreckt sich über einen Zeitraum von zwei bis vier Wochen und dient Ihrer Erholung. Die Nahrung soll während dieser Zeit streng fruktosearm

(0,04 g je kg Körpergewicht, entsprechend 2,8 g pro Tag bei 70 kg Körpergewicht) und möglichst frei von Sorbit sein. Dadurch klingen die Beschwerden ab und die Darmflora kann sich regenerieren.

Spezielle Kohlenhydrate können die Fruktoseunverträglichkeit verstärken, weil sie vom menschlichen Organismus kaum verwertet werden. Dazu zählen Oligosaccharide (Mehrfachzucker) wie Stachyose (Vierfachzucker) und Verbascose (Fünffachzucker). Diese Kohlenhydrate finden sich in Lauch, Kohl, Kraut und Hülsenfrüchten. Auf diese schwer verdaulichen Gemüse sollen Sie in der Karenzphase besser verzichten.

Auch der Ballaststoff Inulin, ein unverdauliches Polysaccharid (Mehrfachzucker), kann die Beschwerden verstärken. Inulin ist unter anderem in Pastinaken, Schwarzwurzeln, Topinambur und Zwiebeln enthalten; als präbiotischer Ballaststoff wird es zudem auch verschiedenen Joghurts zugesetzt. Während der Karenzphase sollten Sie zur Vorsicht auf inulinhaltige Produkte verzichten, ebenso auf sämtliche Zuckeraustauschstoffe wie Isomalt, Maltit, Mannit, Sorbit und Xylit.

Testphase

Nach dem Abklingen der Symptome schließt sich die zweite Behandlungsphase an: Nun sollen Sie Ihre persönliche Fruktosetoleranzgrenze finden. Dafür steigern Sie die zugeführte Fruktosemenge nach und nach; testen Sie zunächst aber nur fruchtzuckerarme Lebensmittel – also

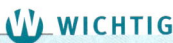 WICHTIG

Bei etwa 25 Prozent der Betroffenen tritt die Fruktosemalabsorption gemeinsam mit einer Laktoseintoleranz auf (siehe Seite 4 ff.). Bleiben die Beschwerden schon während der Karenzphase bei streng fruktosearmer Ernährung bestehen, ist eine zusätzliche Untersuchung auf eine mögliche Laktoseintoleranz empfehlenswert.

Lebensmittel mit einem Fruktosegehalt von maximal 2,5 Gramm je Portion. Da Glukose (Traubenzucker) die Aufnahme von Fruktose steigert, können Sie bei der Auswahl fruktosehaltiger Lebensmittel auch das Verhältnis von Fruktose zu Glukose mit einbeziehen. Wählen Sie anfänglich also bewusst Lebensmittel mit niedrigem Fruktosegehalt und günstigem Fruktose-Glukose-Verhältnis (Fruktose : Glukose mindestens 1 : 1, entsprechende Früchte sind in der Tabelle ab Seite 39 mit • gekennzeichnet). Wenn diese Lebensmittel keine Beschwerden hervorrufen, können Sie Schritt für Schritt Lebensmittel mit höheren Fruktosegehalten testen.

Während der Testphase sollten Sie auch ausprobieren, ob Sie bei Lebensmitteln mit einem ungünstigen Fruktose-Glukose-Verhältnis durch den Zusatz von Traubenzucker Beschwerdefreiheit erreichen können (süßen Sie zum Beispiel Stachelbeeren mit Traubenzucker).

Je nach Verträglichkeit und eventuell erneutem Auftreten der Beschwerden dauert die Testphase mehr oder weniger lang. Die Fruktosetoleranz kann zudem durch Stress und hormonelle Zyklen individuell schwanken.

Dauertherapie

Auf die Testphase folgt die dritte Behandlungsphase: die Dauertherapie. Sie hat zum Ziel, eine möglichst andauernde Beschwerdefreiheit zu erreichen.

- Bleiben Sie konsequent bei Ihrer individuell verträglichen Fruktosemenge.
- Verbessern Sie die Verträglichkeit bei Lebensmitteln mit ungünstigem Fruktose-Glukose-Verhältnis durch Zugabe von Glukose.
- Verzichten Sie auf Trockenfrüchte und Fruchtsäfte.
- Vermeiden Sie Früchte, die Sorbit enthalten.
- Finger weg heißt es besser auch bei Lebensmitteln, die mit Fruktose oder Sorbit gesüßt sind.
- Essen Sie keine schwer verdaulichen Gemüse wie Kohl, Lauch oder Zwiebeln.

Fruktosehaltige Lebensmittel

Fruktose steckt in allen Früchten, Fruchtsäften und Tro-
ckenfrüchten, in geringer Menge auch in Gemüse und
Getreide. Die Fruktoseverträglichkeit wird unter anderem
von der parallel vorhandenen Glukose beeinflusst.
Die Tabelle ab Seite 39 informiert Sie detailliert über den
Gehalt an Fruktose und Glukose gängiger Lebensmittel;
die Mengenangabe pro üblicher Portion macht es leichter,
die persönliche Verträglichkeitsgrenze herauszufinden.
Zusätzlich ist in der Tabelle immer auch das Verhältnis
von Fruktose zu Glukose angegeben: Je kleiner der Quo-
tient also ist, desto besser ist die Verträglichkeit des Le-
bensmittels. Früchte mit ungünstigem Fruktose-Glukose-
Verhältnis können Sie mit Traubenzucker süßen, häufig
steigert dies die individuelle Verträglichkeit.
Für Lebensmittel, die in der Tabelle mit einem »S« gekennzeichnet sind, sind Werte zum jeweiligen Sorbitgehalt bekannt. Weil der Zuckeralkohol das Glut-5-Transportsystem
hemmt (siehe 26 f.), sollten Sie diese Lebensmittel so weit
wie möglich meiden.
Wenn die ursprünglichen Beschwerden nach der zunächst
erfolgreich erscheinenden Behandlung erneut auftreten,
starten Sie wieder mit einer Karenzphase und ermitteln
den individuell verträglichen Wert aufs Neue.

 INFO

Fruktose und Sorbit finden sich auch als Zuckeraustausch-
stoffe in zuckerfreien Lebensmitteln und in Diabetiker-
Produkten. Vorsicht ist geboten, wenn sich folgende Be-
griffe auf der Verpackung finden:
- Traubensüße
- Natürliche Süße aus Früchten
- Zuckerfrei: Prüfen Sie bei diesem Begriff auch, ob Sorbit
  enthalten ist.
- Der Zusatz E 420 bedeutet, dass Sorbit enthalten ist.

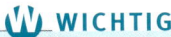 **WICHTIG**

Für insulinpflichtige Diabetiker ist es unbedingt notwendig, den zusätzlichen Traubenzucker in Ihre KE/BE-Berechnung mit einzubeziehen.
10–12 g Traubenzucker = 1 KE/BE

Sorbit

Sorbit wird enzymatisch aus Glukose hergestellt und ist für bestimmte Lebensmittel ohne Höchstmengenbeschränkung (quantum satis) zugelassen. Dazu gehören energiereduzierte und zuckerfreie Desserts, Speiseeis, Süßwaren und Kaugummi sowie verschiedene Saucen, Senf und Nahrungsergänzungsmittel. Sorbit wird zudem als Trägerstoff für Aromen und Vitamine verwendet und findet sich daher auch in Arzneimitteln und Kosmetika. Eine Höchstmenge ist nicht vorgeschrieben. Es darf jedoch nur so viel Sorbit eingesetzt werden, wie für die gewünschte Wirkung unbedingt notwendig ist.

Nährstoffmangel vermeiden

Bei Menschen mit Fruktosemalabsorption lässt sich gehäuft ein Mangel an Vitamin C, Folsäure und Zink feststellen. Damit einhergehend werden eine Beeinträchtigung der Infektabwehr, Konzentrationsstörungen und depressive Verstimmungen beobachtet.

- Gute Vitamin-C-Quellen sind fast alle Obst- und Gemüsesorten; hier können Sie nach persönlicher Verträglichkeit wählen.
- Folsäure steckt reichlich in Auberginen, sämtlichen grünen Blattgemüsen, Blumenkohl, Brokkoli, Champignons, Fenchel, Gurken, Möhren, Paprika, Radieschen, Roter Bete, Spargel, Tomaten und Zuckermais. Die schwer verdaulichen Kohlsorten und Lauch sollten Sie meiden, obwohl sie gute Folsäurequellen sind.

Sorbitgehalt in Früchten

Lebensmittel	Portion in g	Sorbit in g je Portion
Obst		
Apfel	150	0,77
Aprikose	150	1,23
Birne	150	3,26
Erdbeeren	150	0,05
Heidelbeeren	150	0,01
Himbeeren	150	0,01
Pfirsich	150	1,34
Pflaume	150	2,12
Weintrauben	150	0,3
Obstkonserven		
Erdbeere (Dose)	150	0,05
Himbeeren (Dose)	150	0,02
Saft und Nektar		
Apfelsaft	150	0,84
Holunderbeersaft	150	0,03
Johannisbeernektar, rot	150	0,04
Johannisbeernektar, schwarz	150	0,03
Trockenfrüchte		
Apfel, getrocknet	20	0,51
Aprikose, getrocknet	20	0,92
Dattel, getrocknet	20	0,27
Pfirsich, getrocknet	20	1,08
Pflaume, getrocknet	20	1,31
Rosinen (Trauben, getrocknet)	20	0,17

- Zink ist in Erbsen, Pastinaken, Rosenkohl, Spinat und Pilzen enthalten.
- Vollkorngetreide, -produkte und Kartoffeln versorgen den Körper sowohl mit Folsäure als auch mit Zink; sie sollten deshalb regelmäßig auf dem Speiseplan stehen.

Bei Verdacht auf weitere Unverträglichkeiten gelten die Empfehlungen für verträgliche Gemüse auf Seite 67.

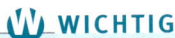 **WICHTIG**

Sorbit gilt zwar als unbedenklich, da kein ADI-Wert (Acceptable Daily Intake) festgelegt ist. Dieser Wert bestimmt die Menge von Fremdstoffen in Lebensmitteln, die ein Mensch lebenslang täglich verzehren kann, ohne gesundheitliche Schäden davonzutragen.

Der Verzehr größerer Mengen kann jedoch zu Durchfällen, Bauchschmerzen und Blähungen führen. Deshalb tragen Lebensmittel, in denen der Anteil an Zuckeraustauschstoffen bei mehr als zehn Prozent liegt, den Warnhinweis »Kann bei übermäßigem Verzehr abführend wirken«.

Tipps für den Alltag

Halten Sie sich auch mit einer Fruktosemalabsorption an die zehn Ernährungsregeln der DGE (siehe Seite 62 ff.) und berücksichtigen Sie folgende Empfehlungen:

- Essen Sie bevorzugt Naturprodukte. Dadurch minimieren Sie das Risiko einer Belastung durch versteckte Fruktose oder Zuckeralkohole (Sorbit, Isomalt, Lactit, Maltit, Mannit, Xylit) deutlich.
- Greifen Sie nur dann auf Fertigprodukte und Halbfertigprodukte zurück, wenn Sie die Zutatenliste auf der Verpackung aufmerksam durchgelesen haben und ganz sicher sind, dass das Produkt keinerlei Zusätze von Fruchtzucker (Fruktose), Fruktosesirup und/oder Sorbit enthält. Bei welchen Begriffen Sie aufhorchen sollten, lesen Sie im Kasten auf Seite 34.
- Nehmen Sie trotz Fruktosemalabsorption täglich fünf Portionen Obst und Gemüse zu sich. Für eine gute Verträglichkeit ist eine Verteilung auf drei bis vier Portionen Gemüse und entsprechend ein bis zwei Portionen Obst empfehlenswert. Besonders Gemüse enthält nur geringe Mengen an Fruktose, dagegen jedoch eine große Vielfalt an lebenswichtigen Vitaminen, Mineralstoffen und bio-

aktiven Inhaltsstoffen, auf die Sie nicht verzichten sollten. Sorgen Sie für Abwechslung und kaufen Sie möglichst nach jahreszeitlichem Angebot ein.

Um Beschwerden weitestgehend zu vermeiden, wählen Sie für die ein bis zwei täglichen Obstportionen bevorzugt Sorten mit niedrigem Fruktosegehalt und einem günstigen Fruktose-Glukose-Quotienten (siehe Tabelle ab Seite 39). Achten Sie in jedem Fall auf Ihre persönliche Verträglichkeitsgrenze für Fruktose und variieren Sie gegebenenfalls die Obstmenge.

- Um den täglichen Flüssigkeitsbedarf zu decken, greifen Sie vor allem zu hochwertigem Mineralwasser mit einem hohem Gehalt an Mineralstoffen. Mineralwasser kann einen guten Beitrag zur Versorgung mit Mineralstoffen leisten, denn die Bioverfügbarkeit von Mineralstoffen aus Mineralwässern ist mit 80 bis 90 Prozent sehr hoch. Als kalziumreich darf ein Mineralwasser bezeichnet werden, wenn es mehr als 150 mg Kalzium je Liter enthält. Zu Ihrer Orientierung: Die Empfehlung für die tägliche Zufuhr an Kalzium beträgt 1000 mg.
- Süßen Sie fruktosehaltige Speisen, beispielsweise Desserts wie Obstsalat, Rote Grütze und Ähnliches sowie Backwaren wie Obstkuchen oder Früchtebrot, mit Glukose, damit der Körper die Fruktose besser aufnehmen kann (siehe Seite 33).
- Beachten Sie beim Backen, dass Kuchen, die anstelle von Haushaltszucker mit Traubenzucker gesüßt wurden, weniger süß schmecken. Sie bräunen dafür stärker und gehen nicht ganz so gut auf.

WICHTIG

Traubenzucker geht etwas schneller ins Blut als Haushaltszucker. Diabetiker sollten daher unbedingt testen, wie viel Traubenzucker sie zum Süßen verwenden können, ohne den Blutzucker nach dem Essen über 140 mg/100 ml zu belasten (Messung 2 Stunden nach dem Essen).

Fruktose und Glukose in ausgewählten Lebensmitteln

Lebensmittel (verzehrbarer Anteil)	Portion g	Fruktose je Portion g	Glukose je Portion g	Verhältnis Fruktose : Glukose	Zusatzinfo
Getreide					
Gerste, entspelzt	30	0,03	0,03	1 : 1,00	•
Hafermehl	30	0,01	0,02	1 : 2,33	•
Mais	30	0,03	0,03	1 : 1,11	
Roggen	30	0,02	0,02	1 : 1,00	•
Weizen	30	0,01	★	★	
Weizenkeime	30	0,15	0,21	1 : 1,40	•
Weizenkleie	30	0,02	0,03	1 : 1,80	•
Weizenmehl Type 405	30	0,01	★	★	
Backwaren					
Brötchen	50	0,11	0,08	1 : 0,76	
Grahambrot	50	0,37	0,50	1 : 1,35	•
Roggenbrot	50	0,19	0,26	1 : 1,37	•
Roggenmischbrot	50	0,23	0,07	1 : 0,31	
Roggenvollkornbrot	50	0,53	0,36	1 : 0,68	
Weizenmischbrot	50	0,21	0,09	1 : 0,43	
Obst					
Acerola	150	2,19	1,80	1 : 0,82	
Ananas	150	3,66	3,20	1 : 0,87	•
Apfel	150	8,61	3,05	1 : 0,35	S
Aprikose	150	1,31	2,60	1 : 1,99	• S
Banane	150	5,10	5,33	1 : 1,04	•

• = Verhältnis Fruktose : Glukose ist mindestens 1 : 1
★ = keine Daten
S = Werte zum Sorbitgehalt bekannt, siehe auch Tabelle Seite 36

Lebensmittel (verzehrbarer Anteil)	Portion g	Fruktose je Portion g	Glukose je Portion g	Verhältnis Fruktose : Glukose	Zusatzinfo
Birne	150	10,10	2,51	1 : 0,25	S
Brombeeren	150	4,67	4,44	1 : 0,95	• S
Erdbeeren	150	3,45	3,26	1 : 0,94	
Granatapfel	150	11,85	10,80	1 : 0,91	
Grapefruit	150	3,15	3,57	1 : 1,13	•
Guave	150	5,15	3,12	1 : 0,61	•
Heidelbeeren	150	5,03	3,71	1 : 0,74	S
Himbeeren	150	3,08	2,69	1 : 0,87	S
Honigmelone	150	1,95	0,93	1 : 0,48	
Johannisbeeren, rot	150	3,74	3,02	1 : 0,81	
▪ schwarz	150	4,61	3,53	1 : 0,77	
▪ weiß	150	4,50	4,65	1 : 1,03	•
Kaki	150	12,00	10,50	1 : 0,88	
Kaktusfeige	150	0,90	9,75	1 : 10,83	•
Karambole	150	1,80	2,40	1 : 1,33	•
Kirsche, Sauerkirsche	150	6,42	7,77	1 : 1,21	•
▪ Süßkirsche	150	9,21	10,40	1 : 1,13	•
Kiwi	150	6,90	6,48	1 : 0,94	
Limette	150	1,20	1,20	1 : 1,00	
Litschi	150	4,80	7,50	1 : 1,56	•
Mandarinen	150	1,95	2,55	1 : 1,31	•
Mango	150	3,90	1,28	1 : 0,33	
Mirabelle	150	6,45	7,65	1 : 1,19	•
Orange	150	3,87	3,41	1 : 0,88	
Papaya	150	0,50	1,49	1 : 3,00	•
Pfirsich	150	1,85	1,55	1 : 0,84	S
Pflaumen	150	3,02	5,04	1 : 1,67	• S
Preiselbeeren	150	4,40	4,55	1 : 1,03	•
Reineclaude	150	5,51	7,44	1 : 1,35	•
Rhabarber	150	0,58	0,61	1 : 1,05	•
Stachelbeeren	150	5,00	4,53	1 : 0,91	

Lebensmittel (verzehrbarer Anteil)	Portion	Fruktose je Portion	Glukose je Portion	Verhältnis Fruktose : Glukose	Zusatzinfo
	g	g	g		
Wassermelone	150	5,88	3,03	1 : 0,52	
Weintrauben	150	11,16	10,77	1 : 0,97	S
Zitrone	150	2,03	2,10	1 : 1,04	•
Zuckermelone	150	1,95	2,40	1 : 1,23	

Obstkonserven

Ananas (Dose)	150	7,80	7,80	1 : 1,00	•
Apfelmus	150	11,25	6,30	1 : 0,56	
Erdbeere (Dose)	150	9,75	9,75	1 : 1,00	• S
Heidelbeeren (Dose)	150	11,93	11,37	1 : 0,95	
= (Dose, ohne Zuckerzusatz)	150	3,26	2,40	1 : 0,74	
Himbeeren (Dose)	150	10,05	9,68	1 : 0,96	S
Kirschen (Glas)	150	7,65	10,35	1 : 1,35	•
Pfirsich (Dose)	150	5,10	5,40	1 : 1,06	•
Preiselbeeren (Dose)	150	30,83	31,35	1 : 1,02	•

Saft und Nektar

Ananassaft	150	5,42	5,28	1 : 0,98	•
Apfelsaft	150	9,60	3,60	1 : 0,38	S
Grapefruitsaft	150	6,30	6,45	1 : 1,02	•
= frisch gepresst	150	3,45	3,60	1 : 1,04	•
Himbeersaft, frisch gepresst	150	4,62	3,60	1 : 0,78	
Holunderbeersaft	150	*	*	*	S
Johannisbeernektar, rot	150	4,31	3,99	1 : 0,93	S
= schwarz	150	6,98	6,83	1 : 0,98	S
Johannisbeersaft, rot	150	4,31	*	*	
= schwarz	150	4,61	*	*	
Mandarinensaft, frisch	150	4,53	2,33	1 : 0,51	

• = Verhältnis Fruktose : Glukose ist mindestens 1 : 1

* = keine Daten

S = Werte zum Sorbitgehalt bekannt, siehe auch Tabelle Seite 36

Lebensmittel (verzehrbarer Anteil)	Portion g	Fruktose je Portion g	Glukose je Portion g	Verhältnis Fruktose : Glukose	Zusatzinfo
Orangensaft, frisch	150	4,20	3,45	1 : 0,82	
▪ Handelsware	150	3,90	3,75	1 : 0,96	
Passionsfruchtsaft, frisch gepresst	150	4,71	5,66	1 : 1,20	•
Sauerkirschsaft, frisch gepresst	150	7,95	9,75	1 : 1,23	•
Traubensaft	150	12,45	12,15	1 : 0,98	
Zitronensaft	150	1,55	1,50	1 : 0,97	

Trockenfrüchte

Lebensmittel	Portion	Fruktose	Glukose	Verhältnis	Zusatzinfo
Apfel, getrocknet	20	5,72	2,02	1 : 0,35	S
Aprikose, getrocknet	20	0,98	1,94	1 : 1,99	• S
Dattel, getrocknet	20	4,98	5,00	1 : 1,00	• S
Feige, getrocknet	20	4,70	5,14	1 : 1,09	•
Pfirsich, getrocknet	20	1,50	1,25	1 : 0,84	S
Pflaume, getrocknet	20	1,87	3,13	1 : 1,67	• S
Rosinen (Trauben, getrocknet)	20	6,32	6,24	1 : 0,99	S

Gemüse

Lebensmittel	Portion	Fruktose	Glukose	Verhältnis	Zusatzinfo
Artischocke	200	3,46	1,52	1 : 0,44	
Aubergine	200	2,06	2,08	1 : 1,01	•
Avocado	200	0,40	0,20	1 : 0,50	
Bambussprossen	200	0,82	0,70	1 : 0,85	
Blumenkohl	200	1,79	1,91	1 : 1,06	•
▪ gekocht und abgetropft	200	1,52	1,76	1 : 1,16	•
Bohnen, grün	200	2,62	1,92	1 : 0,73	
Brokkoli	200	2,08	1,88	1 : 0,91	
▪ gekocht und abgetropft	200	1,60	1,50	1 : 0,94	
Chicorée	200	1,37	2,24	1 : 1,64	•
Chinakohl	200	1,29	1,01	1 : 0,78	

Lebensmittel (verzehrbarer Anteil)	Portion	Fruktose je Portion	Glukose je Portion	Verhältnis Fruktose : Glukose	Zusatzinfo
	g	g	g		
Endivie	200	0,32	0,14	1 : 0,44	
Erbsen, Zuckerschoten	200	0,13	0,18	1 : 1,35	•
Feldsalat	200	0,40	0,94	1 : 2,35	•
Fenchel	200	2,12	2,52	1 : 1,19	•
Grünkohl	200	1,84	1,24	1 : 0,67	
Gurke	200	1,73	1,79	1 : 1,03	•
Kartoffel	200	0,34	0,48	1 : 1,41	•
Kohlrabi	200	2,46	2,78	1 : 1,13	•
Kopfsalat	200	1,06	0,81	1 : 0,77	
Kürbis	200	2,64	3,02	1 : 1,14	•
Lauch (Porree)	200	2,46	1,88	1 : 0,76	
Mangold	200	0,54	0,42	1 : 0,78	
Meerrettich	20	0,03	0,28	1 : 10,77	•
Möhren (Karotten)	200	2,62	2,80	1 : 1,07	•
= gekocht und abgetropft	200	1,88	2,12	1 : 1,13	•
Okra	200	1,60	1,40	1 : 0,88	
Paprikaschote	200	2,50	2,76	1 : 1,10	•
Pastinake	200	0,33	0,37	1 : 1,13	•
Petersilie, Blatt	20	0,06	0,11	1 : 1,66	•
Petersilienwurzel	20	0,13	0,11	1 : 0,85	
Radieschen	200	1,43	2,58	1 : 1,80	•
Rettich	200	1,21	2,32	1 : 1,92	•
Rosenkohl	200	1,58	1,76	1 : 1,11	•
= gekocht und abgetropft	200	1,08	1,02	1 : 0,94	
Rote Bete (Rote Rübe)	200	0,50	0,55	1 : 1,09	•
Rotkohl	200	2,56	3,36	1 : 1,31	•
Sauerkraut, abgetropft	200	0,42	0,84	1 : 2,00	•
Schnittlauch	200	1,52	1,30	1 : 0,86	

• = Verhältnis Fruktose : Glukose ist mindestens 1 : 1
* = keine Daten
S = Werte zum Sorbitgehalt bekannt, siehe auch Tabelle Seite 36

Lebensmittel (verzehrbarer Anteil)	Portion g	Fruktose je Portion g	Glukose je Portion g	Verhältnis Fruktose : Glukose	Zusatzinfo
Schwarzwurzel	200	0,14	0,01	1 : 0,04	
▪ gekocht und abgetropft	200	3,86	0,14	1 : 0,04	
Sellerie, Bleichsellerie	200	0,20	★	★	
▪ Knollensellerie	200	3,42	★	★	
Spargel	200	1,99	1,61	1 : 0,81	
Spinat	200	0,26	0,26	1 : 1,02	•
▪ gekocht und abgetropft	200	0,18	0,20	1 : 1,11	•
Süßkartoffel	200	1,31	1,57	1 : 1,20	•
Tomate	200	2,72	2,16	1 : 0,79	
Weiße Rübe	200	3,02	3,84	1 : 1,27	•
Weißkohl	200	3,52	4,04	1 : 1,15	•
Wirsingkohl	200	1,80	1,62	1 : 0,90	
Zucchini	200	2,04	1,81	1 : 0,89	
Zuckermais	200	0,75	1,24	1 : 1,65	•
Zwiebel	200	2,68	3,26	1 : 1,22	•

Gemüsekonserven und Säfte

Erbsen (Dose)	200	0,07	0,07	1 : 1,06	•
Spargel (Dose)	200	1,16	0,56	1 : 0,48	
Tomaten (Dose)	200	2,50	2,40	1 : 0,96	
Tomatensaft	200	3,02	2,62	1 : 0,87	

Pilze

Champignons	200	0,43	0,41	1 : 0,96	
Pfifferlinge	200	0,14	1,90	1 : 13,57	•
Steinpilze	200	0,52	0,54	1 : 1,04	•

Hülsenfrüchte, trockene Samen

Augenbohnen	75	0,27	0,14	1 : 0,50	
Bohnen, weiße Samen	75	+	+	1 : 1	
Kichererbsen	75	0,07	0,07	1 : 1,00	•

Lebensmittel (verzehrbarer Anteil)	Portion	Fruktose je Portion	Glukose je Portion	Verhältnis Fruktose : Glukose	Zusatzinfo
	g	g	g		
Limabohnen	75	0,38	0,05	1 : 0,14	
Mungbohnen	75	*	0,48	*	
Sojabohnen	75	*	0,004	*	

Honig und Konfitüren

Lebensmittel	Portion	Fruktose	Glukose	Verhältnis	Zusatzinfo
Apfelgelee	20	5,42	5,22	1 : 0,96	
Aprikosenkonfitüre	20	2,69	3,47	1 : 1,29	•
Brombeerkonfitüre	20	4,02	4,40	1 : 1,09	•
Erdbeerkonfitüre	20	3,73	4,38	1 : 1,17	•
Hagebuttenkonfitüre	20	1,78	2,44	1 : 1,37	•
Heidelbeerkonfitüre	20	3,98	4,48	1 : 1,13	•
Himbeergelee	20	3,64	3,76	1 : 1,03	•
▪ -konfitüre	20	2,76	3,31	1 : 1,20	•
Honig	20	7,76	6,78	1 : 0,87	
Johannisbeergelee, rot	20	2,82	3,94	1 : 1,40	•
▪ -konfitüre	20	3,19	3,56	1 : 1,12	•
Kirschkonfitüre	20	4,34	5,57	1 : 1,28	•
Orangenmarmelade	20	3,07	3,48	1 : 1,13	•
Pflaumenmus	20	3,25	3,54	1 : 1,09	•
Quittengelee	20	3,54	3,52	1 : 0,99	
Invertzuckercreme	20	7,22	8,22	1 : 1,14	•

Alkoholische Getränke

Lebensmittel	Portion	Fruktose	Glukose	Verhältnis	Zusatzinfo
Rotwein, leichte Qualität	200	0,50	0,62	1 : 1,24	•
Weißwein, mittlere Qualität	200	0,82	0,76	1 : 0,93	•
Weizenbier	330	0,04	0,07	1 : 1,92	•

• = Verhältnis Fruktose : Glukose ist mindestens 1 : 1
* = keine Daten
S = Werte zum Sorbitgehalt bekannt, siehe auch Tabelle Seite 36

Histamin

Was ist Histamin?

Histamin (gr.: histos = Gewebe) gehört chemisch gesehen zu den biogenen Aminen, die durch Enzymreaktionen im Stoffwechsel aus Aminosäuren gebildet werden und unter anderem eine Synthesevorstufe der Hormone darstellen. Der Körper braucht Amine aber beispielsweise auch als Bausteine für die Synthese von Coenzymen oder Vitaminen. Histamin entsteht durch den Ab- und Umbau von Eiweiß aus der Aminosäure Histidin. Es wird im Körper gebildet, in den Mastzellen gespeichert und bei Bedarf freigesetzt. Es kommt natürlicherweise in fast allen Lebensmitteln vor.

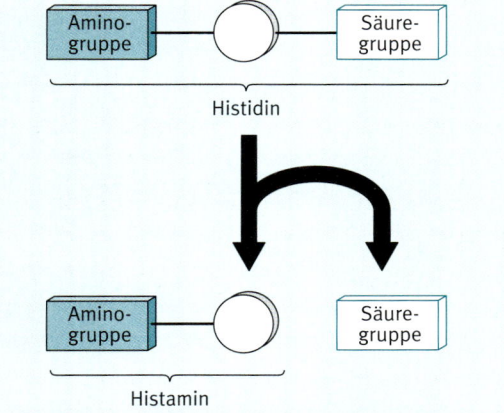

Aus der Aminosäure Histidin entsteht durch das Abtrennen der Säuregruppe das biogene Amin Histamin.

Histamin wirkt im menschlichen Organismus als Gewebs-
hormon und Neurotransmitter (Stoffe, die eine Informa-
tion von einer Zelle zur nächsten weiterleiten) mit verschiedenen regulatorischen Aufgaben – es:

- erweitert die Gefäße,
- senkt den Blutdruck,
- bewirkt die Kontraktion der glatten Muskulatur von
  Bronchien und Gebärmutter,
- steigert die Darmperistaltik,
- stimuliert die Salzsäuresekretion im Magen und
- wirkt als wichtiger Mediator (Vermittler) bei entzünd-
  lichen Prozessen.

Steigt der Histamingehalt im Körper stark an, weil Sie vermehrt histaminhaltige Lebensmittel essen und trinken,
entsteht ein Histaminüberschuss. Gesunde Menschen
können diesen mittels der Enzyme Diaminoxidase (DAO)
und N-Methyltransferase schnell abbauen. Bei Menschen
mit Histaminintoleranz ist dieses Vermögen mehr oder
weniger stark eingeschränkt.

 INFO

Histamin wird auch bei einer allergischen Reaktion im
Körper freigesetzt und ist verantwortlich für die allergie-
typischen Beschwerden wie den Fließschnupfen bei
Pollenallergie oder die juckende Quaddel nach einem
Mückenstich. Als unangenehme und teilweise gefährliche
allergische Symptome infolge einer erhöhten Histamin-
belastung können auftreten:

- Hautrötungen
- Juckreiz
- Quaddelbildung
- Empfindungsstörungen
  der Haut
- Übelkeit bis hin zum
  Erbrechen
- Magenkrämpfe
- Durchfall
- Herzrasen
- Schwindel
- rinnende Nase
  (Fließschnupfen)
- Asthma
- Kopfschmerzen und
  Migräne

Diagnose Histaminintoleranz

Histaminintoleranz bezeichnet ein Ungleichgewicht zwischen Histamin und den abbauenden Enzymen, insbesondere der Diaminooxidase (DAO) der Dünndarmschleimhaut. Dieses Ungleichgewicht kann durch verschiedene Faktoren hervorgerufen werden. Dabei ist die primäre, angeborene Histaminintoleranz ein genetisch bedingter Enzymdefekt mit unzureichender Enzymproduktion. Weitere Ursachen für eine Histaminintoleranz sind

- die Hemmung der DAO durch bestimmte Medikamente (siehe Seite 54).
- die Steigerung der Histaminwirkung durch Alkohol; er mindert die Enzymaktivität der DAO, verstärkt die Histaminaufnahme und die Histaminfreisetzung.

 INFO

Als Symptome der Histaminintoleranz können auftreten:

- Juckreiz
- Hautausschlag
- Hautrötungen
- Nesselsucht (Urtikaria)
- Hautschwellungen (Quincke-Ödem, Angioödem)
- Fließschnupfen
- Schnupfen (Rhinitis)
- Verengung der Bronchien (bronchiale Obstruktion)
- Asthma
- Husten
- Magen-Darm-Beschwerden
- Kopfschmerzen bis hin zu Migräne
- niedriger Blutdruck
- Herzrhythmus-Störungen
- Menstruationsbeschwerden, besonders zu Beginn der Regel
- Müdigkeit
- Auch Seekrankheit wird als Symptom für eine Histaminintoleranz diskutiert.

Obwohl viele der genannten Symptome an eine allergische Reaktion erinnern, fehlen doch die spezifischen IgE-Antikörper. Deshalb wird die Histaminintoleranz auch als Pseudoallergie bezeichnet.

- eine vorübergehende Beeinträchtigung der Enzymproduktion der Dünndarmschleimhaut durch entzündliche Darmerkrankungen, denn das Histamin abbauende Enzym DAO befindet sich hauptsächlich in der Dünndarmschleimhaut. Nachdem sich die Dünndarmschleimhaut regeneriert hat, wird Histamin meist wieder gut vertragen.
- der Konsum histaminreicher Lebensmittel (siehe Tabelle ab Seite 57).
- der Konsum von Histaminliberatoren, die inaktives Histamin freisetzen (siehe Seite 53).
- der Konsum anderer biogener Amine, wie Tyramin, die allesamt mit Histamin um das Abbau-Enzym DAO in Konkurrenz stehen; das Histamin kann dann nur noch unzureichend abgebaut werden.

Gibt es verlässliche Labordiagnosen?

Laborverfahren zur Messung der DAO-Aktivität, der Histaminkonzentration oder der Vitamin-B_6- und Vitamin-C-Spiegel sind derzeit nur bedingt aussagekräftig. Der sicherste Weg ist deswegen noch immer die »Histamin-Eliminationsdiät«. Dabei vermeiden Sie über einen Zeitraum von vier Wochen konsequent alle histaminreichen und Histamin freisetzenden Lebensmittel und Getränke. Durch diese Diät kommt es meist bereits nach wenigen Tagen zu einer deutlichen Besserung der Symptome.

Histaminintoleranz erfolgreich behandeln

Die wichtigsten Maßnahmen bei der Behandlung von Histaminintoleranz sind:
- eine histaminarme Basis-Ernährung,
- das Vermeiden von Histaminliberatoren, also Lebensmitteln, die Histamin freisetzen können (siehe Seite 53),

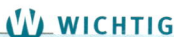 **WICHTIG**

> Antihistaminika – oft auch als Antiallergika bezeichnet – hemmen die unangenehmen Wirkungen von Histamin. Antihistaminika vom Typ H1-Rezeptorblocker sind besonders zur kurzfristigen Unterdrückung der unerwünschten Symptome geeignet. Sie blockieren die Bindungsstellen des Histamins und heben seine beschriebenen Wirkungen auf. H1-Rezeptorblocker wirken bei Symptomen wie Schnupfen, asthmatischen Beschwerden, Symptomen der Haut, Schwindelgefühl und Kopfschmerzen. Bei Beschwerden des Magen-Darm-Trakts können H2-Rezeptorblocker oder der Mastzellstabilisator Cromoglicinsäure helfen.

- der Verzicht auf alkoholische Getränke,
- die bedarfsweise Einnahme von Antihistaminika vor dem Essen (siehe Kasten oben),
- die Einnahme eines Diaminoxidase-Enzympräparats,
- die Zufuhr von Vitamin B_6, Vitamin C, Mangan und Zink in therapeutischen Dosen – allerdings nur nach Absprache mit dem behandelnden Arzt,
- der Verzicht auf Medikamente, die Histamin freisetzen und/oder die DAO hemmen (siehe Seite 54).

Es ist nicht möglich, biogene Amine völlig aus dem täglichen Lebensmittelangebot zu streichen; und das will eine Ernährungstherapie auch gar nicht erreichen. Ziel der Behandlung ist vielmehr, die Aufnahme histaminhaltiger und -freisetzender Lebensmittel auf ein individuell verträgliches Maß zu reduzieren. Je nach Histaminempfindlichkeit vertragen die Betroffenen nämlich – wie bei vielen Intoleranzen – unterschiedlich hohe Mengen an Histamin pro Tag. Bei histaminempfindlichen Menschen können bereits 0,015 bis 0,030 Milligramm Beschwerden auslösen; bei anderen liegt der Wert deutlich höher. Daher gilt es auch bei einer Histaminintoleranz die persönliche Verträglichkeitsgrenze zu finden.

Drei Phasen

Die Behandlung der Histaminintoleranz erfolgt in drei Phasen. Die erste sollte vier bis sechs Wochen andauern und startet mit folgenden Maßnahmen:

- Essen und trinken Sie konsequent histaminarm und wählen Sie frische, kurz gelagerte und unfermentierte Lebensmittel.
- Verzichten Sie strikt auf alle Histamin freisetzenden Lebensmittel (siehe Seite 53).
- Trinken Sie keinen Alkohol.
- Nehmen Sie – wenn möglich – keine Medikamente, die die DAO hemmen (siehe Seite 54). Besprechen Sie sich in diesem Punkt unbedingt mit Ihrem behandelnden Arzt.

Sind Sie beschwerdefrei, beginnt die zweite Phase, in der Sie Ihre individuell verträgliche Histaminmenge suchen.

- Essen Sie zunächst nur Lebensmittel mit geringem Histamingehalt; steigern Sie die Menge nur langsam.
- Nehmen Sie histaminhaltige Lebensmittel gleichmäßig über den Tag verteilt zu sich; vermeiden Sie größere Histaminmengen in einer Mahlzeit.

 INFO

Höhere Histaminkonzentrationen sind für alle Menschen giftig; 100 bis 225 mg/kg gelten dabei als kritische Grenze. Auch Einzeldosen von 75 mg können sofort oder zeitverzögert unerwünschte Symptome auslösen. Rechtlich bindende Höchstmengen für Histamin existieren jedoch lediglich für Fischerzeugnisse. Die EU-Verordnung Nr. 2073/2005 über mikrobiologische Kriterien für Lebensmittel legt für bestimmte Fischsorten einen maximalen Histamingehalt von 400 mg/kg fest. In den USA gelten 50 mg Histamin in 100 g Fisch als ein Gesundheitsrisiko. In der Schweiz und Österreich liegt die empfohlene Höchstgrenze für Histamin in Wein bei 10 mg/l, Frankreich empfiehlt 8 mg/l und Deutschland 2 mg/l.

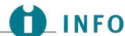

INFO

Nehmen Sie unmittelbar vor einer Mahlzeit je nach Herstellerangabe ein bis zwei Kapseln DAO-Enzympräparat mit etwas Flüssigkeit ein. Schlucken Sie die Kapsel ohne zu kauen. Bereitet Ihnen das Schwierigkeiten, können Sie die Kapsel auch öffnen und den Inhalt unzerkaut mit ausreichend Flüssigkeit einnehmen.

Die dritte Phase startet, sobald Sie sicher sind, welche tägliche Histaminmenge für Sie gut verträglich ist.

- Testen Sie nach Absprache mit Ihrem Arzt Antihistaminpräparate (H1-Rezeptorblocker und eventuell auch H2-Rezeptorblocker), bevor Sie eine histaminhaltige Mahlzeit essen.
- Probieren Sie aus, ob Ihr Körper auf DAO-Enzympräparate anspricht (siehe Kasten oben); dann bleiben Sie auch beschwerdefrei, wenn Sie die Histaminaufnahme einmal nicht so gering halten können wie nötig.
- Versuchen Sie das gleiche Prinzip mit potenziellen Histaminliberatoren.

Histaminhaltige Lebensmittel

Histamin ist in fast allen Nahrungsmitteln enthalten, meist jedoch nur in geringen Mengen. Hohe Histamingehalte entstehen in Lebensmitteln hauptsächlich durch Fermen-

WICHTIG

Verlassen Sie sich auf Ihre Nase: Kaufen Sie insbesondere Fisch, Meeresfrüchte und Fleisch nur ganz frisch und essen Sie diese Lebensmittel keinesfalls, wenn sie unangenehm riechen. Der Histamingehalt steigt mit der Dauer der Reifung und Lagerung.

tation und Reifung. Gereifte Käse, Sauerkraut, Wein, Bier, Essig und Sojasauce liefern deshalb reichlich Histamin. Neben Histamin lösen auch andere biogene Amine Beschwerden aus oder verstärken die Symptome der Histaminintoleranz, indem sie mit Histamin um das Histamin abbauende Enzym konkurrieren (siehe Seite 48).
Die Tabelle ab Seite 57 informiert Sie über biogene Amine in üblichen Lebensmittelportionen.

Histaminliberatoren

Einige Lebensmittel und Lebensmittelzusatzstoffe können unspezifisch Histamin freisetzen. Sie werden daher als Histaminliberatoren bezeichnet. Bei einer Histaminintoleranz sollten diese Lebensmittel – insbesondere zu Beginn der Behandlung – vermieden werden. Mit Erreichen der Beschwerdefreiheit können Sie Schritt für Schritt testen, welche der potenziellen Histaminliberatoren für Sie verträglich sind.
Testen Sie dabei konsequent immer nur ein Lebensmittel beziehungsweise einen Lebensmittelzusatzstoff im Zwei-Tage-Rhythmus:

- Schokolade
- Kakao
- Tomaten
- Erdbeeren
- Zitrusfrüchte
- Ananas
- Papaya
- Mango
- Buchweizen und -produkte
- Eiklar (nicht aber das Eigelb)
- Schweinefleisch
- Schalen- und Krustentiere
- Nüsse (vor allem ranzige)
- Sonnenblumenkerne
- alkoholische Getränke
- Essig
- Senf
- Konservierungsmittel Benzoate und PHB-Ester (E 210-9)
- Sulfite (E 221-8)
- Farbstoffe (E 100-4, 120, 123, 127)
- Geschmacksverstärker Glutaminsäure und Gutamat (E 620-5)

DAO-hemmende Medikamente

Medikamenten-wirkstoff	Wirkung als	Produkt-Beispiel®
Acemitacin	Antirheumatikum	Rantudil
Acetylcystein	Schleimlöser	ACC
Acriflavin	Antiseptikum	Panflavin
Ambroxol	Schleimlöser	Mucosolvan
Amitriptylin	Antidepressivum	Saroten
Chinidin	Herzmittel	Chinidin-Duriles
Chloroquin	Antirheumatikum	Resochin
Cimetidin	Ulcusmittel	Tagamet
Clavulansäure	Antibiotikum	Augmentan
Diazepam	Tranquilizer	Valium
Dihydralazin	Antihypertonikum	Nepresol
Framycetin	Antibiotikum	Leukase N
Furosemid	Diuretikum	Lasix
Haloperidol	Neuroleptikum	Haldol
Isoniazid	Tuberkulosemittel	Isozid
Metamizol	Schmerzmittel	Novalgin
Metoclopramid	Magen-Darm-Mittel	Paspertin
Pancuronium	Muskelrelaxuans	Pancuronium
Theophyllin	Asthmamittel	Euphilin
Verapamil	Herz-Kreislauf-Mittel	Verahexal

Tipps für den Alltag

Essen Sie zunächst auch mit einer Histaminintoleranz nach den zehn Regeln der Deutschen Gesellschaft für Ernährung (siehe Seite 62 ff.) für eine ausgewogene Mischkost; auf diese Weise vermeiden Sie einen möglichen Nährstoffmangel. Denn vor allem ein Mangel an den Vitaminen B_6, C und Folsäure sowie an den Spurenelementen Kupfer und Zink steht im Verdacht, die Histaminintoleranz zu verstärken. Bei der Ernährung sollte zudem ein Grundsatz gelten: Je frischer, desto besser.

- Essen Sie grundsätzlich frische Lebensmittel, sie sind histaminarm. Lange Lagerung und zunehmender Reifegrad dagegen lassen den Histamingehalt deutlich ansteigen. Gleiches gilt für fermentierte pflanzliche Lebensmittel wie Sauerkraut.
- Setzen Sie Ihre Nase ein: Seien Sie besonders aufmerksam bei Fisch und Meeresfrüchten. Bereits bei geringen sensorisch wahrnehmbaren Veränderungen müssen Sie mit erhöhten Konzentrationen an Histamin und anderen biogenen Aminen rechnen.
- Sorgen Sie für Sauberkeit bei der Lagerung und Zubereitung, denn Histamin entsteht durch bakterielle Prozesse. Erhöhte Histamingehalte sind häufig durch unzureichende hygienische Bedingungen verursacht.
- Vermeiden Sie den gleichzeitigen Konsum von histaminhaltigen Lebensmitteln und Alkohol; dieser erhöht die Durchlässigkeit der Darmschleimhaut.
- Beachten Sie, dass der Körper Histamin aus Flüssigkeiten besonders rasch aufnimmt.
- Vermeiden Sie Lebensmittel und Zusatzstoffe, die Histamin freisetzen können.
- Sorgen Sie für eine gute Versorgung mit Mikronährstoffen; achten Sie besonders auf ausreichend Vitamin B_6, Folsäure und Vitamin C sowie die Spurenelemente Zink und Kupfer (siehe Tabelle Seite 56).
  Die besten Quellen sind:

Vitamin B_6

- Vollkorngetreide
- Kartoffeln
- Gemüse und Hülsenfrüchte
- Obst (Apfel, Banane, Orange, Feige, Holunderbeeren und Sanddornbeeren)
- Nüsse und Ölfrüchte (Kürbiskerne, Sesamsamen, Sonnenblumenkerne, Walnüsse)
- Fisch
- Geflügel, Muskelfleisch und Innereien

Vitamin C (Ascorbinsäure)

- Kartoffeln
- Gemüse und Obst

Folsäure

- Vollkorngetreide
- Obst (zum Beispiel Erdbeeren, Himbeeren, Honig-melone, Kirschen, Mango, Orange, Wassermelonen, Weintrauben)
- Gemüse und Hülsenfrüchte
- Erdnüsse
- Innereien

Zink

- Vollkorngetreide
- Gemüse
- Erdnüsse und Paranüsse
- Käse
- Fisch
- Geflügel, Fleisch und Innereien

Kupfer

- Vollkorngetreide
- Kartoffeln
- Obst (Aprikosen, Pfirsiche und Beerenfrüchte)
- Gemüse
- Nüsse
- Käse
- Fisch
- Geflügel, Fleisch und Innereien

Empfehlungen für die Zufuhr mit Vitamin B6, Folsäure, Vitamin C, Kupfer und Zink

Empfohlene Tageszufuhr	Vitamin B6	Folsäure	Vitamin C	Zink	Kupfer
Frauen	1,2 mg	0,4 mg	100 mg	7 mg	1 bis 1,5 mg
Männer	1,5 mg	0,4 mg	100 mg	10 mg	1 bis 1,5 mg

Biogene Amine in ausgewählten Lebensmitteln

Lebensmittel (verzehrbarer Anteil)	Portion	Histamin je Portion	Tyramin je Portion	Andere biogene Amine je Portion
	g	mg	mg	mg

Getreide

Weizenmehl Type 405	30	0,1	*	*

Obst

Ananas	150	*	*	3
Banane	150	*	1,1	124,7
Feige	150	*	*	1,9
Orange	150	*	1,5	0,2
Papaya	150	*	*	1,5–3
Weintraube	150	*	*	1,4–2,5

Obstsäfte

Ananassaft	150	*	*	
Passionsfruchtsaft, frisch gepresst	150	*	*	1,5–6
Traubensaft	150	*	*	0,4–0,6

Trockenobst

Dattel, getrocknet	20	*	*	0,2

Gemüse

Avocado	200	*	*	6,6
Sauerkraut, abgetropft	200	13,9	4	*

Milchprodukte

Buttermilch	200	0,02	0,44	*

* = keine Daten

Lebensmittel (verzehrbarer Anteil)	Portion	Histamin je Portion	Tyramin je Portion	Andere biogene Amine je Portion
	g	mg	mg	mg
Joghurt, 3,5 % Fett	150	0,03	0,195	*
Sahne, 30 % Fett	20	0,002	0,034	*
Saure Sahne, Sauerrahm	20	0,002	0,028	*

Käse

Appenzeller, 20 % Fett i. Tr.	30	4,5	1,6	1,7
▪ 50 % Fett i. Tr.	30	5,1	1,7	0,6
Bergkäse	30	bis zu 0,04	*	*
Brie, 50 % Fett i. Tr.	30	*	bis zu 7,8	*
Camembert, 60 % Fett i. Tr.	30	0–14,4	0,6–60	0,6–2,1
Chester (Cheddar), 50 % Fett i. Tr.	30	0,4–1,7	1,7–33,6	0,9–40,9
Edamer, 30 % Fett i. Tr.	30	*	9,3	*
▪ 45 % Fett i. Tr.	30	*	9,3	*
Emmentaler, 45 % Fett i. Tr.	30	0,1–75	0,2–8,4	bis zu 9,2
Gouda, 45 % Fett i. Tr.	30	1,1–5,4	0,6–20,1	1,4–5,3
Harzer Käse	30	11,7	0	*
Parmesan	30	0–17,4	0,12–8,7	*
Provolone	30	*	*	0,9–12
Roquefort	30	0,3–5,04	0,81–33	2,6–3,8
Schafskäse	30	bis zu 1,83	*	*
Speisequark, 20 % Fett i. Tr.	30	0–0,027	0,03–0,24	*
▪ 40 % Fett i. Tr.	30	bis zu 0,027	0,03–0,24	*
Tilsiter, 45 % Fett i. Tr.	30	1,65	*	*

Fleisch, Geflügel und Innereien

Brathähnchen	100	bis zu 12	*	*
Pute	100	bis zu 0,3	*	*
Rindfleisch	100	bis zu 0,9	*	*
Rinderleber	100	6,5	*	*
Schweinefleisch, frisch	100	bis zu 4,5	*	*

Lebensmittel (verzehrbarer Anteil)	Portion	Histamin je Portion	Tyramin je Portion	Andere biogene Amine je Portion
	g	mg	mg	mg

Fleisch- und Wurstwaren

Bratwurst	30	0,18	★	★
Braunschweiger Mettwurst	30	2,46	★	★
Bündnerfleisch	30	0,21	★	★
Cervelatwurst	30	bis zu 2,88	★	★
Fleischsalat	30	bis zu 9,3	★	★
Leberwurst, grob	30	0,12	★	★
Salami	30	bis zu 13,5	★	★
Schinken	30	bis zu 4,77	★	★
Teewurst	30	bis zu 1,35	★	★

Fische und Meerestiere

Bückling, frisch	100	2	★	★
Forelle	100	33,3	★	★
Garnelen	100	★	★	0,3
Hering	100	35	★	★
Kabeljau	100	bis zu 7,7	★	bis zu 5,2
Kabeljau, TK	100	bis zu 6	★	★
Knurrhahn	100	33,3	★	★
Makrele	100	bis zu 0,032	★	★
Goldbarsch	100	0,7	★	bis zu 5
Rotbarsch	100	0,7	★	bis zu 5
Sardelle, frisch	100	17,6	★	★
Sardine	100	bis zu 150	★	★
Scholle, frisch	100	0,01	★	bis zu 3
Seehecht, TK	100	bis zu 2	★	★
Seelachs, TK	100	0,1	★	★
Seezunge	100	1,2	★	★
Sprotte	100	bis zu 700	★	★

★ = keine Daten

Lebensmittel (verzehrbarer Anteil)	Portion	Histamin je Portion	Tyramin je Portion	Andere biogene Amine je Portion
	g	mg	mg	mg
Tunfisch	100	*	*	bis zu 0,7
Tunfisch, TK	100	bis zu 6	*	*
Tintenfisch	100	0,2	*	*
Weißer Heilbutt	100	*	*	bis zu 0,2

Fischdauerwaren

Anchovis (Dose)	30	37,5	*	*
Bückling, geräuchert	30	0,2	*	*
Hering in Tomatensauce	30	bis zu 90	*	*
Heringssalat	30	bis zu 42,9	*	*
Krabbenpastete	30	0,2	*	*
Makrele (Dose)	30	bis zu 8,6	*	*
▪ geräuchert	30	bis zu 17,3	*	*
Rollmops	30	bis zu 2,4	*	*
Sardellen (Dose)	30	bis zu 5,3	*	*
Tunfisch (Dose)	30	bis 19,2	*	*

Rotweine

Leichte Qualität	200	bis zu 3	bis zu 4	0,14–6,4
Schwere Qualität	200	bis zu 3	bis zu 4	bis zu 0,6
Amerika	200	1,46	*	*
Deutschland	200	0,42	*	*
Frankreich/Bordeaux	200	0,98	*	*
▪ Bourgogne	200	1,94	*	*
Italien/Chianti	200	0,04–0,82	*	*
Kanada	200	0,74	*	*
Österreich	200	0,80–1,48	*	*
Portugal	200	0,24	*	*
Spanien	200	1,16	*	*
▪ Rioja	200	0,32–2,12	*	*
Ungarn	200	0,98–1,32	*	*

Lebensmittel (verzehrbarer Anteil)	Portion	Histamin je Portion	Tyramin je Portion	Andere biogene Amine je Portion
	g	mg	mg	mg

Weißweine

Mittlere Qualität	200	0,06–1	bis zu 0,6	bis zu 1,82
Amerika	200	0,72	*	*
Deutschland	200	0,74	*	*
▪ Riesling	200	0,12	*	*
Frankreich	200	0,88	*	*
▪ Champagne	200	2,16	*	*
Ungarn	200	0,48–0,64	*	*

Sekt

Sekt, weiß	100	0,51–0,78	*	*
Henkel Brut	100	0,01	*	*
MM Sekt	100	0,01	*	*
Pommery	100	0,07	*	*

Biere

Alkoholfreies Bier	333	0,03	0,4	*
Biere, verschiedene Sorten	333	0,07–9,99	*	*
Hefeweizen, dunkel	333	0,03	*	*
▪ hell	333	0,10	*	*
Nährbier	333	2,23	*	*
Pilsener Lagerbier	333	0,03	0,47	*
Vollbier, dunkel	333	*	0,6–4	*
▪ hell	333	0,97–3,66	0,6–4	*
Weißbier	333	1,53	*	*

Diverse Alkoholika

Portwein/Sherry	20	0,004–0,11	*	*
Sake	20	0,02–0,04	*	*

* = keine Daten

Vollwertig essen und trinken

Auf der Basis aktueller wissenschaftlicher Erkenntnisse hat die Deutsche Gesellschaft für Ernährung (DGE) e.V. eine 10-Punkte-Liste zusammengestellt, die hilft, die Gesundheit zu bewahren oder zurückzugewinnen. Die Richtlinien sollten Sie auch dann befolgen, wenn Sie unter einer der beschriebenen Lebensmittelunverträglichkeiten leiden. Was darüber hinaus bei einer Unverträglichkeit von Laktose, Fruktose oder Histamin zu beachten ist, erfahren Sie in den entsprechenden Kapiteln des Buches.

1. Vielseitig essen

Genießen Sie die Lebensmittelvielfalt: Die Merkmale einer ausgewogenen Ernährung sind eine abwechslungsreiche Auswahl, die geeignete Kombination und die angemessene Menge nährstoffreicher und energiearmer Lebensmittel.

2. Gemüse und Obst – nimm 5 am Tag

Obst und Gemüse sind reich an Vitaminen, Mineralstoffen, Ballaststoffen und sekundären Pflanzenstoffen. Fünfmal am Tag sollten deshalb diese Lebensmittel auf dem Speiseplan stehen – möglichst frisch geerntet aus saisonalem Anbau, roh oder nur kurz gedünstet. Essen Sie täglich drei Portionen Gemüse, Salate, Rohkost und zwei Portionen Obst. Nutzen Sie dabei die bunte Vielfalt, die die Natur bietet. Eine Portion können Sie dabei durch ein Glas 100-prozentigen Frucht- oder Gemüsesaft ersetzen.

3. Getreideprodukte und Kartoffeln

Vollkornbrot und -nudeln, Vollreis, Getreideflocken und Kartoffeln enthalten kaum Fett aber viele Vitamine, Mineralstoffe, Ballaststoffe und sekundäre Pflanzenstoffe. Die Kohlenhydrate in diesen Produkten machen lange satt und wirken – anders als einfache Kohlenhydrate – regulierend auf den Blutzuckerspiegel. Sie geben den enthaltenen Zucker langsam ab und vermeiden so Blutzuckerspitzen und Heißhungerattacken. Verzehren Sie möglichst zu jeder Hauptmahlzeit hochwertige Kohlenhydrate.

4. Tierisches Eiweiß in Maßen

Täglich insgesamt drei bis vier Portionen Milch, Milchprodukte und Käse, ein- bis zweimal in der Woche Fisch und Fleisch, Wurstwaren und Eier nur in Maßen: Wer so isst, versorgt sich mit wertvollem Kalzium aus der Milch oder Jod, Selen und Omega-3-Fettsäuren aus Seefisch. Fleisch liefert verfügbares Eisen und die Vitamine B_1, B_6 und B_{12}; 300 bis 600 Gramm pro Woche reichen jedoch aus. Bevorzugen Sie magere (fettarme) Produkte.

5. Wenig Fett

Weil Fett energiereich ist, kann es Übergewicht fördern. Zu viele gesättigte Fettsäuren aus tierischen Fetten, aber auch Kokos- und Palmkernfett, erhöhen den Cholesterinspiegel und das Risiko für Fettstoffwechselstörungen. Das heißt nicht, dass Sie völlig auf Fett verzichten sollten; 60 bis 80 Gramm pro Tag reichen aber aus. Rund die Hälfte davon sollten hochwertige Pflanzenöle wie Raps- und Sojaöl sein. Sie liefern essenzielle Fettsäuren, die der Körper nicht bilden kann. Auch zur Nutzung von fettlöslichen Vitaminen braucht der Körper Fett.

Achten Sie aber nicht nur auf sichtbare, sondern auch auf versteckte Fette, die vor allem in Fleischerzeugnissen, Milchprodukten, Gebäck und Süßwaren sowie in Fastfood und Fertigprodukten enthalten sind.

6. Süßen und Salzen mit Bedacht

Verzehren Sie Zucker und Lebensmittel beziehungsweise Getränke mit verschiedenen Zuckerarten (zum Beispiel Glukosesirup) nur gelegentlich. Reine Fruchtsäfte und Smoothies enthalten zwar noch immer viele Vitamine, sollten aber wegen des hohen Fruchtzuckeranteils nicht als Durstlöscher dienen.

Auch bei Salz gilt: Genießen Sie in Maßen, zu viel Salz erhöht den Blutdruck. Würzen Sie stattdessen mit frischen und getrockneten Kräutern sowie mit Gewürzen wie Pfeffer, Paprikapulver oder Kümmel. Verwenden Sie auf jeden Fall Salz mit Jod und Fluorid.

7. Reichlich Flüssigkeit

1,5 Liter sollten Sie am Tag trinken, bevorzugt Wasser – mit oder ohne Kohlensäure – und andere kalorienfreie Getränke wie Früchte- oder Kräutertee. Kaffee ist zwar erlaubt, mehr als vier Tassen am Tag sollten es aber nicht sein. Alkohol ist lebertoxisch, deshalb nur ab und zu in kleinen Mengen konsumieren.

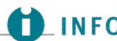 **INFO**

Kaffee ist anders als oft behauptet kein Flüssigkeitsräuber, sondern kann in die Flüssigkeitsbilanz einbezogen werden. Das enthaltene Koffein wirkt zwar leicht harntreibend. Das allein macht es aber nicht nötig, zu jeder Tasse Kaffee ein Glas Wasser zu trinken.

8. Schmackhaft und schonend garen

Garen Sie Speisen bei möglichst niedrigen Temperaturen. Kurzes Dünsten in wenig Wasser und mit wenig Fett erhält den natürlichen Geschmack, schont die Nährstoffe und verhindert die Bildung schädlicher Verbindungen.

9. Sich Zeit nehmen

Bewusst zu genießen hilft, richtig zu essen. Stecken Sie sich nicht schnell im Vorbeigehen etwas in den Mund, sondern setzen Sie sich hin und nehmen Sie sich Zeit.

10. In Bewegung bleiben

Seien Sie entsprechend Ihrem persönlichen Leistungsvermögen körperlich aktiv ohne sich zu überfordern. Bewegung und Sport (täglich 30 bis 60 Minuten) gehören zu einer guten Körperhygiene einfach dazu und tun der Seele gut. Befragen Sie im Zweifel Ihren Arzt zur Intensität.

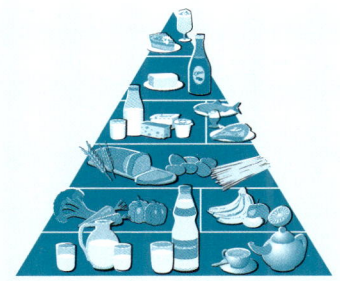

Die Lebensmittelpyramide zeigt Ihnen das empfohlene Maß für die tägliche Auswahl aus den verschiedenen Lebensmittelgruppen.

Basisernährung bei Lebensmittelunverträglichkeiten

Es ist gar nicht so selten, dass gleich mehrere Nahrungsmittelunverträglichkeiten gleichzeitig auftreten. Zuweilen ist der Darm aber auch nur irritiert, weil eine Intoleranz über längere Zeit unbehandelt blieb; in so einem Fall werden vorübergehend weitere Lebensmittelinhaltsstoffe Unverträglichkeiten auslösen.

Pseudoallergenarme Lebensmittel

Fast immer bringt die Einhaltung einer pseudoallergenarmen Basisernährung eine schnelle Linderung für den strapazierten Organismus; Lebensmittel, die häufig zu Unverträglichkeitsreaktionen führen, werden dazu ganz vom Speiseplan gestrichen. Die wichtigste Regel für die Zeit der Basisernährung bei Lebensmittelunverträglichkeiten aber lautet: Verzichten Sie konsequent auf alle fertig zubereiteten Lebensmittel und Speisen, Fertigprodukte und Halbfertigprodukte. Die nachfolgende modifizierte Zusammenstellung pseudoallergenarmer Lebensmittel dient als Basisplan für die Ernährung bei verschiedenen Lebensmittelunverträglichkeiten. Dabei wurden auch die Empfehlungen für die Karenzphase bei Fruktosemalabsorption berücksichtigt (siehe Seite 31 f.). Insbesondere bei einem Verdacht auf mehrere Intoleranzen hat sich diese Zusammenstellung als Start-»Diät« bewährt.

Halten Sie die Basisernährung drei bis vier Wochen ein. Wenn sich die Beschwerden gebessert haben, können Sie im Zwei-Tage-Rhythmus jeweils ein neues Lebensmittel auf seine individuelle Verträglichkeit testen.

Beispiel für die Lebensmittelauswahl bei pseudoallergenarmer Basisernährung

Getreide

➕ Getreide, Grieß, Flocken, Mehl, Stärke; Buchweizen, Hirse, abgepacktes Brot und Brötchen ohne Zusatzstoffe, Hartweizengrießnudeln ohne Ei, Reis, Reiswaffeln (nur aus Reis und Salz)

➖ Alle übrigen Nahrungsmittel (wie Nudelprodukte, Eiernudeln, Kuchen)

Kartoffeln

➕ Alle selbst hergestellten Kartoffelprodukte

➖ Alle übrigen

Gemüse

➕ Alle Gemüse außer den unter ➖ genannten Sorten, verträglich sind z. B. Aubergine, Bleichsellerie, Endivien, Feldsalat, Fenchel, Gurken, grüne Bohnen, Kürbis, Mangold, Möhren, Salat, Zucchini

➖ Artischocke, Erbsen, Oliven, Paprika, Pilze, Rhabarber, Spinat, Tomaten und Tomatenprodukte; schwer Verdauliches wie Hülsenfrüchte, Kohl, Knollensellerie, Kraut und Lauch; inulinhaltige Gemüse wie Chicorée, Pastinaken, Schwarzwurzeln, Spargel, Topinambur und Zwiebeln

➕ Verträglich
➖ Konsequent vermeiden

Obst

➕ Keines

➖ Alle Obstsorten und Obstprodukte (auch getrocknetes Obst, wie Rosinen)

Milchprodukte*

➕ Frischmilch, Buttermilch, Naturjoghurt, Naturkefir, frische Sahne (ohne Verdickungsmittel), Frischkäse (ungewürzt), Quark, junger Gouda (in kleinen Mengen)

➖ Alle übrigen Milchprodukte

Tierische Nahrungsmittel

➕ Frisches Fleisch, selbst hergestellter Bratenaufschnitt

➖ Eier, Fisch, Meerestiere; alle verarbeiteten tierischen Nahrungsmittel

Fette, Öle, Nüsse, Samen

➕ Butter*, kaltgepresste Pflanzenöle; zum Braten Olivenöl

➖ Alle übrigen Fette wie Margarine, Mayonnaise etc. Nüsse, Mandeln, Samen und Kerne

Gewürze

➕ Salz, Schnittlauch

➖ Alle übrigen Kräuter und Gewürze, Knoblauch, Essig, Senf sowie sonstige Salatzutaten

Süßigkeiten

➕ Zucker, Gebäck oder Kuchen mit erlaubten Zutaten*
selbst hergestellt

➖ Alle Süßigkeiten, auch Kaugummi; sämtliche Zuckeraustauschstoffe und Süßstoffe

Getränke

➕ Mineralwasser, Kaffee, schwarzer Tee
(unaromatisiert)

➖ alle übrigen Getränke, auch Kräutertees und Alkoholika

Brotbelag

➕ Honig und die in den vorhergehenden Zeilen genannten Produkte

➖ Alle nicht genannten Brotbeläge

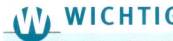 WICHTIG

Vermeiden Sie außerdem Lebensmittel mit Zusatzstoffen.
Besonders solche mit Farbstoffen, Geschmacksverstärkern
und Konservierungsstoffen.

* Bei bereits bekannter Laktoseintoleranz oder Verdacht
auf Laktoseintoleranz greifen Sie bei den erlaubten
Milchprodukten unbedingt auf laktosefreie Ware zurück.

➕ Verträglich
➖ Konsequent vermeiden

Aller Anfang ist schwer ...
und mit Einschränkungen verbunden

Die Ernährungstherapie von Nahrungsmittelunverträglichkeiten beginnt immer mit einer Phase des Verzichts, in
der sich der Organismus erholen kann. Sind Sie lediglich
von einer Unverträglichkeit betroffen, ist die Zeit meist
überschaubar, trotzdem erfordert besonders diese erste
Phase viel Konsequenz.

Laktoseintoleranz

Bei einer Unverträglichkeit von Milchzucker tauschen Sie
sämtliche Milch und Milchprodukte gegen die laktosefreie
Variante aus und wählen beim Käse laktosearme Sorten
(siehe Seite 22 ff.). Lesen Sie die Zutatenlisten auf den
Lebensmittelverpackungen und essen Sie nur, was keine
Laktose oder Milchbestandteile enthält. Alle übrigen Nahrungsmittel dürfen Sie ohne weitere Einschränkungen
nach den allgemeinen Portionsempfehlungen verzehren.

Fruktosemalabsorption

Wenn Sie von Fruchtzuckerunverträglichkeit betroffen
sind, essen Sie in der ersten Phase streng fruktosearm und
verzichten zugleich auf Sorbit. Essen Sie in der Karenzphase für zwei bis vier Wochen überhaupt kein Obst und
nur fruktosearme Gemüsesorten – oder halbieren Sie die
Gemüseportion. Vorsicht: Fruktose und Sorbit werden
auch in Diätprodukten, Milchprodukten und Süßwaren
eingesetzt. Auch bei Fruktosemalabsorption ist es daher
unerlässlich, die Zutatenlisten genau zu lesen.
Die übrigen Lebensmittel essen Sie nach den Portionsempfehlungen ohne weitere Einschränkung.

W WICHTIG

Ganz besonders in der ersten Phase der Ernährungstherapie sollten Sie konsequent auf Fertigprodukte verzichten.

Histaminintoleranz

Bei Histaminintoleranz gilt der Grundsatz: Je frischer, desto besser verträglich. Verzichten Sie konsequent auf gereifte Nahrungsmittel, wie lang gelagerten Käse oder Schinken; außerdem auf fermentierte Lebensmittel wie Sauerkraut sowie auf Lebensmittel, die Histamin freisetzen können (siehe Seite 53). Vermeiden Sie außerdem Konservierungsstoffe, Farbstoffe und Geschmacksverstärker. Alle übrigen Lebensmittel können Sie ohne weitere Einschränkung nach den Portionsempfehlungen essen.

Verschiedene Intoleranzen

Relativ umfangreiche Einschränkungen sind notwendig, falls Sie gleichzeitig von mehreren Unverträglichkeiten betroffen sind. Um Ihnen den Start zu erleichtern, finden Sie auf den folgenden Seiten eine Auswahl geeigneter Rezepte für die Durchführung einer Basisernährung bei diversen Lebensmittelunverträglichkeiten. Wichtig: Wenn Sie sehr empfindlich sind, sollten Sie die angegebenen Gemüseportionen zur Vorsicht halbieren.

Speiseplan zur Basisernährung bei diversen Lebensmittelunverträglichkeiten

Frühstück

Das können Sie essen, wenn Sie es morgens süß mögen:
- 1–2 Scheiben Brot oder 1–2 Brötchen ohne Zusatzstoffe,
- Butter oder Frischkäse,
- ein wenig Honig,
- 1 kleinen Becher Naturjoghurt (eventuell mit wenig Traubenzucker, Zucker oder Honig gesüßt),
- dazu Kaffee oder Tee und/oder stilles Mineralwasser.

Wer lieber ein Müsli mag, mischt dieses aus
- 1 kleinen Naturjoghurt oder 1 Tasse laktosefreie Milch,
- 2 EL Getreideflocken (eventuell mit wenig Traubenzucker, Zucker oder Honig gesüßt).

Wenn Sie es morgens herzhaft mögen, essen Sie

- 1–2 Scheiben Brot oder 1–2 Brötchen ohne Zusatzstoffe,
- Butter oder Frischkäse und Schnittlauch,
- eine dünne Scheibe jungen Gouda,
- selbst hergestellten Bratenaufschnitt aus Kalb- oder Rindfleisch oder aus Geflügel,
- Gurke, Möhren, Radieschen,
- dazu Kaffee oder Tee und/oder stilles Mineralwasser.

Warme Hauptmahlzeit

Das können Sie mittags oder abends essen

- 3–4 Kartoffeln oder
- 60–75 g Reis oder
- 60–75 g Nudeln ohne Ei,
- dazu 1 Portion (200 g) verträgliche Gemüsesorten in 1 EL Olivenöl gedünstet, beispielsweise Aubergine, Bleichsellerie, Fenchel, Gurke, Möhre, Zucchini – mit etwas Salz abgeschmeckt und eventuell mit Schnittlauchröllchen verfeinert. Falls Sie sehr empfindlich sind, empfiehlt ess sich, nur die halbe Portion Gemüse zu essen (100 g).
- dazu eine kleine Portion frisches, mageres Fleisch (Kalb, Lamm, Rind, Geflügel, Wild – aber kein Schweinefleisch); ebenfalls in 1 EL Olivenöl sanft gebraten.
- stilles Mineralwasser.

Kalte Hauptmahlzeit

Fürs Büro oder für zu Hause

- 1–2 Scheiben Brot oder 1–2 Brötchen ohne Zusatzstoffe,
- Butter oder Frischkäse und Schnittlauch,
- eine dünne Scheibe junger Gouda,
- selbst hergestellter Bratenaufschnitt aus Kalb- oder Rindfleisch beziehungsweise aus Geflügel,
- Salat aus Blattsalaten, Bleichsellerie, Gurke und Möhre mit Rapsöl und Salz angemacht – oder eine Portion Antipasti (siehe Rezept Seite 73),
- Kaffee oder Tee und/oder stilles Mineralwasser.

Rezeptideen aus der Basisküche

Aus den gut verträglichen Lebensmitteln (siehe Seite 67 ff.) lassen sich eine Menge schmackhafter Gerichte zubereiten; hier einige Anregungen. Die Mengen sind – falls nicht anders angegeben – für 1 Portion berechnet.

Gemüse-Antipasti

ZUTATEN: *100 g Aubergine, 100 g Möhre, 100 g Zucchini, 2–3 EL Olivenöl, Salz, Brot ohne Zusatzstoffe*

1. Aubergine, Möhre und Zucchini putzen, waschen und in Scheiben schneiden.
2. Olivenöl in einer schweren Pfanne erhitzen und die Gemüsescheiben portionsweise darin braten.
3. Leicht salzen und etwas abkühlen lassen. Dazu: Brot.

Zucchini-Kartoffel-Suppe mit Vollkorncroûtons

ZUTATEN: *$^1/_2$ Stange Bleichsellerie, 1 kleine Möhre, 200 g Zucchini, 150 g Kartoffeln, 5 TL Olivenöl, 2 EL Gemüsefond (siehe Rezept Seite 80), 1 Scheibe Vollkornbrot ohne Zusatzstoffe, 1 TL Butter, 2 EL Sahne, Salz*

1. Bleichsellerie, Möhre, Zucchini und Kartoffeln putzen, waschen und in Würfel schneiden.
2. In einer beschichteten Pfanne 4 TL Olivenöl erhitzen und das Gemüse darin andünsten.
3. Gemüsefond sowie 300 ml Wasser angießen und alles bei milder Hitze garen lassen, bis das Gemüse weich ist.
4. Vollkornbrot klein würfeln. Restliches Olivenöl mit der Butter erhitzen und die Brotwürfel darin knusprig braten.
5. Suppe mit dem Pürierstab pürieren, Sahne zugeben und alles noch einmal kurz aufkochen. Mit Salz abschmecken.
6. Mit den Vollkorncroûtons garnieren.

Überbackener Fenchel mit Reis

ZUTATEN: *2 kleine Fenchel, $^1/_2$ Möhre, $^1/_2$ Stange Bleichsellerie, 3 EL Olivenöl, Salz, 2 EL Semmelbrösel (aus unbehandeltem Brot), 2 EL geriebener junger Gouda, 60–75 g Reis*

1. Backofen auf 200 °C vorheizen. Fenchel der Länge nach halbieren. Äußere Schalen, Strunk und harte Stiele entfernen; Fenchelgrün zur Seite legen. Möhre und Bleichsellerie putzen, waschen und fein würfeln.
2. Fenchelhälften in 1 l kochendem Wasser 7–10 Minuten bissfest garen. Abtropfen lassen; Fenchelsud aufbewahren.
3. Eine feuerfeste Form mit 1 EL Olivenöl ausstreichen und die Fenchelhälften hineinsetzen. $^1/_8$ l Fenchelsud darübergeben und leicht salzen.
4. Bleichsellerie und Möhren im restlichen Öl sanft dünsten. Semmelbrösel einrühren und goldbraun rösten. Pfanne vom Herd nehmen, Gouda und Fenchelgrün unterrühren. Alles auf den Fenchel geben; 20 Minuten backen.
5. Währenddessen den Reis mit der 1,5-fachen Menge Fenchelsud und $^1/_2$ TL Salz zum Kochen bringen. Deckel auf den Topf setzen und den Reis auf kleiner Flamme etwa 15 Minuten ausquellen lassen.

Nudelpfanne

ZUTATEN: *125–150 g magere Hähnchen- oder Putenbrust, 2 EL Olivenöl, je 150 g Zucchini und Möhren, 60–75 g Nudeln (ohne Ei), Salz, 1 EL frische Sahne, 2 EL Gemüsefond (siehe Rezept Seite 80)*

1. Geflügelfleisch in mundgerechte Streifen schneiden. In einer beschichteten Pfanne 1 TL Olivenöl erhitzen und das Fleisch darin unter Wenden braten; zur Seite stellen.
2. Zucchini und Möhren putzen, waschen und in mundgerechte Stücke schneiden. Restliches Olivenöl erhitzen; erst die Möhren, dann die Zucchini darin bissfest dünsten.

3. Nudeln in reichlich kochendem Salzwasser al dente garen. Fleisch und Gemüse in einer Pfanne vermengen. Sahne und Gemüsefond zugeben, kurz aufkochen und mit Salz abschmecken. Die Nudeln untermischen.

Nudeln mit Hackfleischsauce

ZUTATEN: *je 50 g Bleichsellerie und Möhren, 2 EL Olivenöl, 125–150 g Tatar, 2 EL Fleischfond (siehe Rezept Seite 81), 1 EL Sahne, Salz, 60–75 g Nudeln (ohne Ei)*

1. Bleichsellerie und Möhren putzen, waschen und in kleine Würfel schneiden.
2. Olivenöl in einer beschichteten Pfanne erhitzen und das Gemüse darin andünsten. Tatar zugeben und unter häufigem Wenden anbraten. Fleischfond angießen und alles bei milder Hitze sanft garen lassen. Sahne zugeben, einmal aufkochen und mit Salz abschmecken.
3. Nudeln in reichlich kochendem Salzwasser al dente garen. Abgießen und mit der Fleischsauce vermengen.

Reispfanne

ZUTATEN: *60–75 g Reis, Salz, 200–300 g Gemüse der Saison (z. B. Aubergine, Möhre und Zucchini), 2 EL Olivenöl, 100–150 g Kalbsschnitzel oder Hähnchenbrust, 1 EL Sahne*

1. Reis mit der 1,5-fachen Menge leicht gesalzenem Wasser aufkochen. Deckel auf den Topf setzen und den Reis auf kleiner Flamme etwa 15 Minuten ausquellen lassen.
2. Gemüse putzen, waschen und würfeln. 3 TL Olivenöl erhitzen und das Gemüse darin bissfest dünsten.
3. Das Fleisch in feine Streifen schneiden und im restlichen Öl knusprig braten.
4. Gemüse und Fleisch unter den Reis heben. Sahne unterziehen. 5 Minuten abgedeckt ziehen lassen und mit etwas Salz abschmecken.

Kürbisrisotto

ZUTATEN: *200 g Muskatkürbis, Salz, Zucker, 2 EL Butter, 1 Stange Bleichsellerie, 1 EL Olivenöl, 60–75 g Risottoreis, Gemüsefond (siehe Rezept Seite 80), 1 EL eiskalte Butter*

1. Kürbis schälen, von Kernen und Fasern befreien, raspeln, salzen und mit etwas Zucker mischen. Etwa 1 Stunde ruhen lassen, dann in einem Tuch ausdrücken; Saft auffangen.
2. Kürbismus in ausgelassener Butter in 10 bis 15 Minuten weich dünsten und mit Kürbissaft ablöschen.
3. Bleichsellerie putzen, waschen und fein würfeln. In einem Topf 1 EL Olivenöl erhitzen und den Bleichsellerie darin anschwitzen. Reis zugeben und kurz mitdünsten. Mit etwas heißem Gemüsefond aufgießen; Hitze reduzieren. Sobald der Reis die Flüssigkeit aufgesogen hat, das Kürbismus zufügen. Nach und nach 120 bis 150 ml Gemüsefond angießen, bis der Reis nach ca. 20 Minuten gerade noch Biss hat.
4. Eiskalte Butterscheibchen einrühren. Mit Salz und Zucker abschmecken.

Kurzgebratenes mit Ofenkartoffeln und Salat

ZUTATEN: *300–350 g Kartoffeln, 2 EL Olivenöl, Salz, $^1/_2$ Kopf Eisbergsalat, 2 Möhren, $^1/_2$ Gurke, 1 EL kaltgepresstes Rapsöl, 1 EL Naturjoghurt, 2 EL Schnittlauchröllchen, 150 g mageres Fleisch oder Gefügel (z. B. Hähnchenbrust, Kalbsschnitzel, Lammfilet, Putenschnitzel, Rindersteak)*

1. Kartoffeln schälen und längs in Spalten schneiden. Mit 1 EL Olivenöl und etwas Salz mischen und im vorgeheizten Ofen bei 200 °C in 30–40 Minuten goldgelb backen.
2. Eisbergsalat waschen, trockenschleudern und in Stücke zupfen. Möhren schälen und raspeln. Gurke waschen und in feine Scheiben hobeln. Für das Salatdressing Rapsöl, Naturjoghurt, etwas Salz und Schnittlauchröllchen verrühren.

3. Etwa 10 Minuten, bevor die Kartoffeln fertig sind, das restliche Olivenöl in einer beschichteten Pfanne erhitzen. Das Fleisch von beiden Seiten jeweils etwa 5 Minuten darin braten. Dressing über den Salat geben, unterheben und mit Fleisch und Kartoffelspalten servieren.

Frikadellen mit Gemüse-Bulgur und Joghurt-Schnittlauch-Sauce

ZUTATEN: *1 Möhre, 1 Stange Bleichsellerie, 2 EL Olivenöl, 150 g ganz frisches Lamm- oder Rinderhackfleisch, 1 TL Paniermehl (aus Brötchen ohne Zusatzstoffe), 1 TL Frischkäse, Salz, 100 g Naturjoghurt, 2 EL Schnittlauchröllchen, 1 kleine Tasse Bulgur, 150 g Gemüse der Saison (z. B. Aubergine, Möhre, Zucchini)*

1. Möhre und Bleichsellerie putzen, waschen und in feine Würfel schneiden. 1 TL Olivenöl in einer beschichteten Pfanne erhitzen und die Gemüsewürfel darin andünsten; in eine Schüssel geben und etwas abkühlen lassen.
2. Lamm- beziehungsweise Rinderhackfleisch, Paniermehl, Frischkäse und etwas Salz gründlich unter die Möhrenmischung kneten. Mit einem Esslöffel kleine Frikadellen aus dem Fleischteig formen und abgedeckt kalt stellen.
3. Naturjoghurt mit Schnittlauchröllchen und einer Prise Salz verrühren und ebenfalls kalt stellen.
4. Bulgur mit 2 Tassen leicht gesalzenem Wasser zum Kochen bringen. Deckel auf den Topf setzen und den Bulgur bei kleinster Flamme etwa 20 Minuten ausquellen lassen.
5. In der Zwischenzeit die Saisongemüse putzen, waschen und fein würfeln. 1 TL Olivenöl in einer beschichteten Pfanne erhitzen und das Gemüse darin bissfest garen. Unter den fertigen Bulgur mischen.
6. Das restliche Olivenöl in einer zweiten Pfanne erhitzen. Die vorbereiteten Frikadellen darin von jeder Seite etwa 5 Minuten braten. Mit Gemüse-Bulgur servieren und den Schnittlauchjoghurt dazu reichen.

Kartoffelgratin mit gebratenem Kalbsschnitzel und Salat

ZUTATEN: *3 Kartoffeln, 2 EL geriebener junger Gouda, 50 ml Sahne, 2 EL Rinderfond (siehe Rezept Seite 81), 150 g Blattsalat (z. B. Feld-, Kopf- oder Eichblattsalat), 1–2 Möhren, $^1/_2$ Gurke, 1 EL kaltgepresstes Rapsöl, 1 TL Honig, 2 EL Schnittlauchröllchen, Salz, 1 El Olivenöl, 150 g Kalbsschnitzel*

1. Kartoffeln schälen und in dünne Scheiben schneiden. Dachziegelartig in eine kleine Auflaufform schichten; geriebenen Gouda darüber verteilen. Sahne und Rinderfond mischen und über die Kartoffeln gießen. Im vorgeheizten Ofen bei 200 °C in 30 bis 40 Minuten goldgelb backen.
2. In der Zwischenzeit Blattsalat waschen, trockenschütteln und in mundgerechte Stücke zupfen. Möhren putzen und raspeln. Gurke waschen und fein hobeln. Aus Rapsöl, etwas Wasser, Honig und Schnittlauchröllchen ein Dressing rühren; leicht salzen.
3. Kartoffelgratin aus dem Ofen nehmen und abgedeckt 10 Minuten ruhen lassen. Währenddessen das Olivenöl in einer beschichteten Pfanne erhitzen und das Kalbsschnitzel von beiden Seiten jeweils etwa 5 Minuten darin anbraten. Dressing über den Salat geben und alles servieren.

Ragout mit Kartoffeln und jungen Möhren

ZUTATEN: *125–150 g mageres Rindfleisch, 2 EL Olivenöl, 1 Stange Bleichsellerie, 1 große Möhre, Salz, 125 ml Rinderfond (siehe Rezept Seite 81), 300–350 g Kartoffeln, 200 g junge Möhren (im Bund), 1 EL Butter, 1 TL Zucker, 2 EL Gemüsefond (siehe Rezept Seite 80), 2 EL Sahne*

1. Rindfleisch würfeln und in einem schweren Topf rundum in Olivenöl scharf anbraten. Bleichsellerie und Möhre waschen und grob zerteilen. Zum Fleisch geben und kurz mitrösten. Leicht salzen, Rinderfond angießen und aufkochen lassen. Deckel aufsetzen und das Fleisch bei 160 °C 1–2 Stunden im Ofen schmoren lassen.

2. Etwa 20 Minuten vor Ende der Garzeit die Kartoffeln waschen und in Salzwasser garen. Möhren putzen und schälen; dabei ein kleines Stück vom Grün stehen lassen. Butter mit Zucker und 1 Prise Salz erhitzen und die Möhren darin unter Wenden anschwitzen, Gemüsefond angießen und bei geringer Hitze ohne Deckel garen, bis die Flüssigkeit verdampft ist und die Möhren glänzen.

3. Schmortopf aus dem Ofen holen und die Fleischwürfel auf einen Teller geben. Bratenflüssigkeit mit Gemüse pürieren. Aufkochen und mit etwas Sahne verfeinern.

4. Fleischwürfel zur Sauce geben und das Ragout mit Kartoffeln und glasierten Möhren anrichten.

Gefüllte und überbackene Aubergine

ZUTATEN: *1 kleine Aubergine, $^1/_2$ Stange Bleichsellerie, 100 g Gurke, 2 EL Olivenöl, 50 g Tatar, Zucker, Salz, 2 EL geriebener junger Gouda, 60 ml Gemüsefond (siehe Rezept Seite 80)*

1. Backofen auf 200 °C vorheizen. Aubergine, Bleichsellerie und Gurke waschen und putzen. Aubergine 3 Minuten in kochendem Wasser blanchieren. Der Länge nach halbieren und das Fruchtfleisch mit einem Löffel herauskratzen. Dabei einen 1 cm breiten Rand stehen lassen.

2. Ausgelöstes Fruchtfleisch, Gurke und Bleichsellerie in kleine Würfelchen schneiden.

3. Olivenöl erhitzen und den Bleichsellerie darin andünsten. Tatar zugeben und feinkrümelig anbraten. Etwas Zucker darüber streuen und leicht karamellisieren lassen.

4. Auberginen- und Gurkenwürfel zufügen; 10 Minuten auf kleinster Flamme schmoren; etwas salzen.

5. Die Füllung in die Auberginenhälften geben, in eine gefettete Auflaufform setzen. Mit Gouda bestreuen, Gemüsefond angießen. Im heißen Ofen 10–15 Minuten gratinieren.

Für einen guten Geschmack

Für die Zeit der pseudoallergenarmen Basiskost sind außer Salz und Zucker keine Gewürze oder Geschmacksverstärker erlaubt; und von den Kräutern gilt nur Schnittlauch als verträglich. Da unsere Zunge jedoch mehr Gewürze gewohnt ist, finden Sie hier ein paar Ideen, wie Sie den Geschmack mit erlaubten Zutaten aufpeppen können.

- Dünsten Sie alle Gemüse grundsätzlich in Olivenöl an; das hebt den Geschmack.
- Würfeln Sie Bleichsellerie und/oder Möhren sehr fein und schmoren Sie beides in Olivenöl an. So erhalten Sie eine gute Grundlage für Saucen beziehungsweise eine geschmackgebende Zutat für Pfannengerichte.
- Kochen Sie selbst Fonds, mit denen Sie Suppen und Saucen verfeinern (siehe Rezepte unten). Lassen Sie den Fond nach dem Kochen abkühlen und frieren Sie ihn dann in Eiswürfelbehältern ein. So können Sie jederzeit die Portion entnehmen, die Sie zum Kochen brauchen.

Gemüsefond (ergibt 2,5 Liter)

ZUTATEN: *1 kg gemischtes Gemüse (z. B. Möhren, Bleichsellerie, Knollensellerie, Kartoffeln), $^1/_4$ l Olivenöl, Meersalz*

1. Gemüse putzen, waschen und grob würfeln. In einem großen Topf das Olivenöl erhitzen und die Gemüsewürfel unter ständigem Wenden darin scharf anbraten; es soll richtig Farbe bekommen, darf aber nicht verbrennen. Temperatur reduzieren und das Gemüse 40 Minuten schmoren lassen. Mit etwas Salz bestreuen und 5 Minuten nicht mehr rühren; das Salz zieht den Saft aus dem Gemüse. Mit einem halben Glas Wasser ablöschen und 10 Minuten auf kleinster Flamme ziehen lassen.

2. Mit 5 l kaltem Wasser auffüllen, eine kräftige Prise Salz zugeben und alles so lange schwach kochen lassen, bis der Fond etwa um die Hälfte reduziert ist. Ein letztes Mal mit

Salz abschmecken und das Gemüse herausschöpfen. Die Trübstoffe setzen sich nach kurzer Zeit am Topfboden ab.
3. Fond abkühlen lassen und portionsweise einfrieren. Saucen, Gemüsegerichte und Aufläufe damit würzen.

Fleischfond (ergibt 1,5 l)

ZUTATEN: *500 g Knochen von Kalb oder Rind, 5 EL Olivenöl, je 150 g Bleichsellerie, Möhren und Sellerie, Meersalz*

1. Olivenöl in einem großen Topf erhitzen und die Knochen darin scharf anbraten. Bleichsellerie, Möhren und Sellerie putzen, waschen und in grobe Würfel schneiden. 20 Minuten mitschmoren lassen.
2. Mit 5 l kaltem Wasser auffüllen und einmal aufkochen lassen. Anschließend bei mittlerer Hitze auf 1,5 l reduzieren. Salzen und durch ein feines Sieb abgießen.
3. Den Fond portionsweise einfrieren und für Bratensaucen oder zum Würzen von Pfannen-, Reis-, und Nudelgerichten verwenden.

Geflügelfond (ergibt 1,5 l)

ZUTATEN: *1 kg Hähnchenflügel, 15 g Meersalz, 200 g Stangensellerie, 100 g Möhre*

1. Hähnchenflügel gründlich waschen. In einem hohen Topf mit 1750 ml kaltem Wasser langsam zum Kochen bringen. Den Schaum dabei immer wieder abschöpfen.
2. Den Fond salzen, das Gemüse putzen, waschen und würfeln. In den Topf geben und alles etwa vier Stunden bei kleiner Hitze ohne Deckel leise kochen lassen. Den aufsteigenden Schaum weiterhin immer wieder abschöpfen. Zum Schluss die Brühe mit Küchenpapier entfetten.
3. Fond durch ein feines Sieb abgießen, abkühlen lassen und portionsweise einfrieren. Zum Würzen von Geflügel-, Reis- und Nudelgerichten verwenden.

Persönliches Ernährungstagebuch

Um herauszufinden, auf welche Lebensmittel Sie reagieren, empfiehlt es sich, für einige Zeit ein 24-Stunden-Ernährungstagebuch nach folgendem Muster zu führen. Notieren Sie alles, was Sie im Laufe des Tages zu sich nehmen (auch Kleinigkeiten zwischendurch), sowie Ihr Befinden.

Uhrzeit	Essen und Trinken	Befinden
01:00		
02:00		
03:00		
04:00		
05:00		
06:00		
07:00		
08:00		
09:00		
10:00		

11:00		
12:00		
13:00		
14:00		
15:00		
16:00		
17:00		
18:00		
19:00		
20:00		
21:00		
22:00		
23:00		
24:00		

Persönliche Liste verträglicher Lebensmittel und Zusatzstoffe

Getreide	
Gemüse	
Obst	
Milch, Milchprodukte, Käse	
Fleisch, Geflügel, Wurstwaren	
Fisch, Meerestiere	
Fette, Nüsse, Samen	
»Extras«	
Lebensmittelzusatzstoffe	

Persönliche Liste unverträglicher Lebensmittel und Zusatzstoffe

Getreide	
Gemüse	
Obst	
Milch, Milch-produkte, Käse	
Fleisch, Geflügel, Wurstwaren	
Fisch, Meerestiere	
Fette, Nüsse, Samen	
»Extras«	
Lebensmittel-zusatzstoffe	

Zum Nachschlagen

Glossar

ADI-Wert: Acceptable Daily Intake; Wert, der die Menge von Fremdstoffen in Lebensmitteln bestimmt, die ein Mensch lebenslang täglich ohne gesundheitliche Schäden verzehren kann

Alaktasie: kongenitaler Laktasemangel, angeborener Enzymdefekt (siehe Seite 9)

Amine: organische Abkömmlinge des Ammoniaks

Antiallergika: Medikamente zur Linderung bzw. Beseitigung allergischer Symptome

Antibiotika: Medikamente zur Behandlung von durch Bakterien oder Protozoen (tierische Einzeller) hervorgerufene Infektionen

Antihistaminika: hemmen die unangenehmen Wirkungen von → Histamin; werden oft auch als »Antiallergika« bezeichnet

biogene Amine: durch Enzymreaktionen im Stoffwechsel aus Aminosäuren gebildete → Amine; stellen unter anderem eine Synthesevorstufe der Hormone dar, werden vom Körper aber auch als Bausteine für die Synthese von Coenzymen oder Vitaminen gebraucht

Diaminooxidase (DAO): Enzym in der Dünndarmschleimhaut

Disaccharid: Zweifachzucker

FCC: Abkürzung für Food Chemical Codex, ein Maß für die Reinheit und Wirksamkeit von Lebensmittelzutaten und Nahrungsergänzungen; entwickelt von der US Federal Drug Administration

Fruktose: Fruchtzucker; Einfachzucker

Fruktosemalabsorption (FM): Synonym für Fruchtzuckerunverträglichkeit

Galaktose: Schleimzucker; Einfachzucker

Glukose: Traubenzucker; Einfachzucker

GLUT-5: Transportsystem, das im Dünndarm für die Aufnahme von → Fruktose zuständig ist.

Hereditäre Fruktoseintoleranz (HFI): Enzymdefekt im Fruktosestoffwechsel, der zur Anreicherung giftiger Abbauprodukte führt; es fordert eine strikte fruktosearme Diät. Ursache ist eine genetische Stoffwechselstörung.

Histamin: → biogenes Amin, das durch den Ab- und Umbau von Eiweiß aus der Aminosäure Histidin entsteht

Histaminintoleranz (HI): Ungleichgewicht zwischen → Histamin und den abbauenden Enzymen, insbesondere der → Diaminooxidase

Histaminliberatoren: Lebensmittel und Lebensmittelzusatzstoffe, die unspezifisch → Histamin freisetzen können (siehe Seite 53)

IgE-Antikörper: Immunglobuline; spezielle Proteine, mit denen das Immunsystem körperfremde Erreger abwehrt

Intestinale Fruktoseintoleranz: Synonym für Fruchtzucker-Unverträglichkeit

Inulin: präbiotischer, leicht süßlicher Ballaststoff; als Fettersatz und zur Verbesserung von Geschmack und Textur oft verwendete Zutat in der Lebensmittelherstellung

Isomalt: → Zuckeralkohole

Laevulose: Synonym für → Fruktose

Laktase: Enzym, das benötigt wird, um im Dünndarm Laktose aufzuspalten

Laktit: → Zuckeralkohole

Laktose: Milchzucker

Laktose-Belastungstest: Methode zur Bestimmung einer → Laktoseintoleranz (siehe Seite 10 f.)

Laktoseintoleranz: Synonym für Milchzuckerunverträglichkeit

Laktose-Toleranztest: Standardmethode zur Bestimmung einer → Laktoseintoleranz (siehe Seite 10)

Maltit: → Zuckeralkohole

Mannit: → Zuckeralkohole

Meteorismus: Gasansammlungen im Bauchraum

Milchallergie: Allergie gegen Kuhmilcheiweiß, die immer mit einer überschießenden Abwehrreaktion des Immunsystems einhergeht

Monosaccharid: Einfachzucker

Morbus Crohn: chronisch entzündliche Darmerkrankung

Oligosaccharide: Mehrfachzucker

Saccharose: Haushaltszucker,

Schleimzucker: → Galaktose

Serotonin: körpereigener Botenstoff; »Glückshormon«

Sorbit: → Zuckeralkohole

Stachyose: Vierfachzucker

Traubenfruchtsüße: Dicksaft aus Trauben

Verbascose: Fünffachzucker

Xylit: → Zuckeralkohole

Zöliakie: chronische Dünndarmerkrankung aufgrund einer Überempfindlichkeit gegen das Getreideeiweiß Gluten (gluteninduzierte Enteropathie)

Zuckeralkohole: süß schmeckende Zuckerersatzstoffe; schon kleine Mengen können blähend wirken, größere Mengen wirken abführend

Bücher,
die weiterhelfen

Kamp, A.; Schäfer, C.:
Gesund essen - Fruktosearm
genießen, GRÄFE UND UNZER
VERLAG, München

Maus, S.; Lanzenberger, B.:
Gesund essen bei Laktose-
intoleranz, GRÄFE UND UNZER
VERLAG, München

Kamp, A.: Gesund essen bei
Histaminintoleranz,
GRÄFE UND UNZER VERLAG,
München

Elmadfa, I.; Aign, W.; Muskat, E.;
Fritzsche, D.: Die große GU-
Nährwert-Kalorien-Tabelle,
GRÄFE UND UNZER
VERLAG, München

Bohlmann, F.: Gesund essen –
Allergenfrei genießen,
GRÄFE UND UNZER VERLAG,
München

Fritzsche, D.: Laktoseintoleranz,
GRÄFE UND UNZER VERLAG,
München

Schäfer, C. Kamp, A.:Köstlich
essen: Fruktose, Laktose &
Sorbit vermeiden. Trias,
Stuttgart

Thiel, C.: Nahrungsmittel-
allergien, Trias, Stuttgart

Adressen,
die weiterhelfen

Deutschland
aid infodienst
Verbraucherschutz Ernährung
Landwirtschaft e. V.
Heilsbachstr. 16, 53123 Bonn
www.aid.de
www.was-wir-essen.de

Deutscher Allergie- und Asthma-
bund e. V. (DAAB)
Fliethstr. 114,
41061 Mönchengladbach
www.daab.de
Ernährungsexperten über
info@daab.de

Deutsche Gesellschaft für
Ernährung e. V.
Godesberger Allee 18,
53175 Bonn
Infos zu Ernährung und Suchfunktion nach Ernährungsbe-
rater/innen DGE über
www.dge.de

QUETHEB Institut für Qualitäts-
sicherung in der Ernährungstherapie und Ernährungs-
beratung e. V.
Schloßplatz 1, 83410 Laufen
QUETHEB-registrierte
Ernährungsexperten über
www.quetheb.de oder
www.ernaehrungsexperten.de

VDD Verband der Diätassistenten
Deutscher Bundesverband e. V
Susannastr. 13, 45136 Essen
www.vdd.de
Unter dem Stichwort »Verbraucherinfos« finden Sie neben Ernährungstipps auch die Adressen von Diätassistenten in Ihrer Nähe.

Verband der Oecotrophologen
e. V. (VDOE)
Reuterstr. 161, 53113 Bonn
www.vdoe.de
Unter VDOE-Expertenpool können Sie Oecotrophologen wohnortnah oder nach Spezialgebiet suchen.

Österreich
Österreichische Gesellschaft für
Ernährung
Zimmermanngasse 3,
A-1090 Wien
www.oege.at
Über ExpertINNENsuche können Sie Experten nach Kernkompetenzen finden.

Verband der Diaetologen
Österreichs
Grüngasse 9/Top 20,
A-1050 Wien
www.diaetologen.at
Informationen zu Ernährung und Gesundheit; Suchfunktion »Diätologensuche«

Verband der Ernährungswissenschafter Österreichs
Lilienbrunngasse 18/2/40,
A-1020 Wien
www.veoe.org

Schweiz
Schweizerische Gesellschaft für
Ernährung
Schwarztorstr. 87,
CH-3001 Bern
www.sge-ssn.ch

Schweizerischer Verband dipl.
Ernährungsberater/innen
(SVDE ASDD)
Stadthof Bahnhofstr. 7b,
CH-6210 Sursee
www.svde-asdd.ch
Schweizerischer Verband der diplomierten Ernährungsberater und -beraterinnen HF/FH. Mit ausführlicher Liste der frei praktizierenden Ernährungsberater

Rezepte im Internet

www.essen-und-trinken.de
www.kuechengoetter.de

Register der Lebensmittel

Romadur 24
Roquefort 24, 58
Rosenkohl 43
Rosinen 36, 42
Rotbarsch 59
Rote Bete 43
Rote Rübe → Rote Bete
Rotkohl 43
Rotwein 45, 60
Rübe, weiße 44

Sahne 22, 58
Sahneeis 25
Sake 61
Salami 59
Sardelle 59
–, Dose 60
Sardine 59
Sauerkirsche 40
Sauerkirschsaft 42
Sauerkraut 43, 57
Sauerrahm → Saure Sahne
Saure Sahne 22, 58
Schafmilch 21
Schafskäse 24, 58
Schichtkäse 24
Schinken 59
Schmand, laktosefrei 22
Schmelzkäse 25
Schnittlauch 43
Schokomilch, laktosefrei 21
Schokopudding, laktosefrei 25
Scholle 59
Schwarzwurzel 44
Schweinefleisch 58
Seehecht 59
Seelachs 59
Seezunge 59
Sekt 61
Sellerie 44
Sherry → Portwein
Sojabohnen 45

Spargel 44
–, Dose 44
Speisequark 25, 58
Spinat 44
Sprotte 59
Stachelbeeren 40
Steinpilze 44
Stutenmilch 21
Süßkartoffel 44
Süßkirsche 40
Süßmolke 21

Teewurst 59
Tête de Moine 25
Tunfisch 60
–, Dose 60
Tilsiter 25, 58
Tintenfisch 60
Tomate 44
–, Dose 44
Tomatensaft 44
Traubensaft 42, 57
Trockenmilchpulver 22

Vollmilchpulver
→ Trockenmilchpulver

Wassermelone 41
Weintrauben 36, 41, 57
Weiße Bohnen 44
Weiße Rübe 44
Weißer Heilbutt 60
Weißkohl 44
Weißwein 45, 61
Weizen 39
Weizenbier 45
Weizenkeime 39
Weizenkleie 39
Weizenmehl Type 405 39, 57
Weizenmischbrot 39
Wiener Eiskaffee, laktosefrei 21
Wirsingkohl 44

Sachregister

Impressum

© 2009 GRÄFE UND UNZER VERLAG GmbH, München

Projektleitung: Kathrin Herlitz
Lektorat: Sylvie Hinderberger
Bildredaktion: Henrike Schechter
Gestaltung: independent Medien-Design GmbH, Horst Moser, München
Fotos: Cover: Getty; U4: Stockfood (links), Getty (rechts
Produktion: Gloria Pall
Satz: Filmsatz Schröter GmbH, München
Reproduktion: Repro Ludwig, Zell am See
Druck und Bindung: Ludwig Auer GmbH, Donauwörth

ISBN 978-3-8338-1368-9

4. Auflage 2011

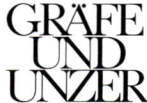

GRÄFE
UND
UNZER

Ein Unternehmen der
GANSKE VERLAGSGRUPPE